産後疲労

データでわかる過酷な産後

飯田美代子

はじめに

　出産を待ち望んでいる家庭では，子どもが生まれたらハッピーな毎日を想像するでしょう。しかし，出産後は予想もしなかった嵐のような日が続き"こんなはずではなかった"と感じることが多いのも事実です。

　今から40年程前に知人が第2子出産後，激しい頭痛のため救急外来を受診し，"育児疲れ"と診断されたことをきっかけに，私は産後疲労について関心を持ちました。

　私は3人の子どもを核家族・専業主婦で育てました。病院で三交代の夜勤を経験しましたが，産後数ヵ月間の24時間休みなしの子育ては夜勤とは異なる辛い日々でした。さらに，第1子の時は，初めての経験に戸惑い，第2子出産後は第1子がパニック状態となり，座る暇もないほど多忙で，疲労困憊状態が数ヵ月続き，何気なく歩数を計測すると1万歩を軽く超え，驚きました。第3子の時が一番，余裕のある子育てでした。

　大学に再就職後，子育ての過酷さを可視化するために，産後の「疲労」「身体活動」「体力」「精神的負担」等について調査をしました。

　退職して，ようやくまとめることができました。十分な内容とは言えませんが，少しでも子育てのお役に立ちましたら幸いに思います。

2019年3月

飯田美代子

目次

はじめに ……………………………………………………………………… 1

第1章 疲労および子育てに関連する先行研究

1 疲労とは ……………………………………………………………… 5

2 疲労の原因 …………………………………………………………… 7

3 疲労調査法 …………………………………………………………… 10

  自覚症状しらべ，自覚症状訴え率（数）の比較，フリッカー
  検査法

4 睡眠 …………………………………………………………………… 17

  睡眠の役割，睡眠の発達，ノンレム睡眠とレム睡眠，睡眠時
  間，子どもの睡眠時間，赤ちゃんの生活リズム，成人の睡眠
  の確保の妨げとなっていること

5 家事労働 ……………………………………………………………… 35

  家事時間量

6 身体活動 ……………………………………………………………… 38

  歩数，エネルギー量

7 体力 …………………………………………………………………… 44

  体力の標準値，妊娠中と産後の体力

8 産後の思い …………………………………………………………… 47

  子育てがつらい・子どもが可愛くない，子どもに対する否定
  的感情と衝動的行動，子どもの欲求がわからない，妻の夫へ
  の愛情が激減，父親（夫）に不満，第2子出産後に母親の生
  活満足度は低下，父親の思い，子育てが上手だった日本人，
  なぜ子育てが困難になったのか

第2章 産後調査

1 調査方法 ……………………………………………………………… 55

2 自覚症状しらべの推移 ……………………………………………… 56

3　睡眠時間の推移 ·· 63

4　授乳回数の推移 ·· 70

5　フリッカー値の推移 ·· 78

6　身体活動量の推移 ·· 81
　　歩数，総消費量，休息・活動時間

7　体力の推移 ·· 99
　　肺活量，握力，背筋力，脚伸展パワー，最大酸素消費量

8　産後の状況 ··· 105
　　子どもを憎らしいと思ったことがある，子どもに対する肯
　　定的感情と否定的感情，夫の家事・育児支援，生活満足度
　　と夫に対する満足度，母親の願い

第3章　産後の変化と子育て

1　身体の回復 ··· 117

2　生活リズムの変化 ·· 119

3　産後の問題点 ·· 120
　　疲労，長時間労働，赤ちゃんの要求がわからない，長期の
　　緊張感，孤立・孤独，不満足・否定感の増加，評価されに
　　くい労働

4　子育ての注意点 ·· 124
　　母親について：子育て方針の話し合い，生活リズム，疲労
　　　　　　　　　回復，子どもの個性を知る，泣き声，不安，
　　　　　　　　　家事はほどほどに，母親の願い
　　父親について：母子を守る，自分のことは自分で，家事力
　　　　　　　　　を高める，定時退社
　　社会について：経済支援，産後ケア支援
　　家庭保育と共同保育：経産婦への支援

第4章　子どもの成長

1　受精卵から胎芽・胎児の形成 ································· 135

2	子宮内から子宮外へ	136
3	生後1年は子宮外胎児	138
4	脳は生命の司令塔	139
5	脳の成長	142
	栄養と環境，さわられること	
6	子育ての基礎は授乳・哺乳	145
7	皮膚のこころ	149
	皮膚接触の重要性，移行対象としてのぬいぐるみ・ブランケット	
8	子どもの社会的な発達	158
9	子育てに必要な養育者の態度	160
	子どもに適したスピード，一貫性のある態度，子ども視点の育児	
10	赤ちゃんなぜ泣くの	162
11	なぜ赤ちゃんはかわいい	165
12	子どものこころを育てる	166
13	子どもの人権	168
	子どもの発見，子どもの人権：保護から権利の主体へ	

第5章　結論 ……………………………………………………………… 176

ハッピースタートのために ……………………………………………… 177

引用および参考文献 ……………………………………………………… 179

4　目次

第 *1* 章

疲労および子育てに関連する先行研究

1　疲労とは

　私たちは，日常的によく「疲れた」と言うが，疲労は痛みや発熱と並んで人間の三大生体危険信号のひとつである。すなわち，「これ以上運動や仕事などの作業を続けると体に害が及びますよ」という警告信号である。

　すなわち，疲労は「そのまま放置すれば早晩，過労にいたるが，早めに休息をとれば充分回復可能である状況」といえる。

　一時的な身体疲労は，休養・休息で回復するが，疲労が長期に蓄積されると身体的，精神的な不調が強くなり，事故や様々な病気の発症につながりかねない。

　日本人で疲労感を自覚している人の割合は約60％に及び，日本の就労人口を8,000万人とすると3,000万人が半年以上の疲労を感じていると推測されている（梶本2016）。国外の疲労統計結果では，イギリス9〜15％，ノルウェー6〜13％，アメリカ4〜19％，オランダ31％，韓国8〜29％，中国6〜11％の人が慢性疲労状態にあると報告されている（渡辺ら2018）。日本は疲労大国といわれ過労死は世界的にも有名である。1970年代の第一次オイルショックの頃に，長時間労働による睡眠不足や仕事のストレスで，脳卒中や心筋梗塞などの病気で死亡する人が目立つようになり，過労死が社会的に注目されるようになった。社会に広く知られるようになったのは，1988年の過

労死110番の開設による（上畑2007，森岡2013）。

　政府は，2015年に従業員50人以上の企業では，ストレスチェックを義務化した。さらに，国会や企業で労働者の働き方改革や休み方改革を検討し，2018年働き方改革法案が可決・成立し，2019年4月に施行される。

　産後の母親は悲鳴をあげ，1980年代には「育児ノイローゼ」が社会問題となり，母子心中などの悲惨な事件が続いた。佐々木ら（1982）は，早くから，子育て期の母親の疲労は，慢性過労から病的過労へ進行しつつあると警告した。本多(1974)は，産後のストレスが重なると，精神障害にまで進行する危険性があり，産後1ヵ月位のときに，36.4％の高率で発症したと報告した。

　子育ては，子ども個人や家族の幸福と，将来の社会を担う人材を育てる生命の再生産（Reproductive Health）であり，家庭と社会全体で考えていかなければならない。しかし，社会は常に変遷している。

　落合（2016）は，「再生産平等主義は過去のものになる。現代は，人はなぜ子どもを産むのかを自分に問いかける必要があり，子どもの必要性を真に実感しているのは，個人や家族ではなく，将来の労働力を確保しなくてはと考える国家だけだ」と述べた。かつては，子は授かりもので親の老後を保障するものであったが，現代は子どもはつくるものとなり，親の老後は社会福祉にとって代わり，親子のあり方は変わったので，落合の言も頷ける。

　進行する少子化で，国は児童手当の改正や子ども・子育てビジョンを策定し，2019年には幼児教育・保育が無償化となる。しかし，産後直後の母親に対する支援は皆無に近い。

2　疲労の原因

Ⅰ）疲労の原因

　疲労の主な原因は，❶未熟練，❷睡眠不足，❸徹夜・夜勤，❹休憩・休養・休日の不足，❺長時間労働・残業，❻作業強度の過大，❼通勤時間が長い，❽悪環境などである。

　疲労の心理的要因としては，❶作業意欲や興味の低下，❷職場の不安・不満，❸家庭内の不和・心配事，❹拘束感・束縛感，❺過大な責任などである（大島 1979）。

　睡眠不足や徹夜・夜勤，身体的・精神的ストレスは，誰でもが日常よく感じる原因である。また，同じ仕事をしていても未熟練者は，熟練者よりも業務に不慣れで見通しが悪いため，心身が緊張し不必要な力が入り疲労しやすい。

　ヒトには約 24 時間の概日リズム（サーカディアンリズム）があり，昼間に活動し，夜間は体や脳が休む仕組みになっているので，夜間労働ではリズムが混乱し体調を崩しやすい。

　夜間労働については，わが国では 1919 年倉敷紡績㈱社長大原孫三郎によって，大原社会問題研究所が創立され交代制勤務の実態が報告された（石川 1923）。その後，1937 年日本労働科学研究所に引き継がれて，夜勤労働や産業労働研究が蓄積された。

　1976 年アメリカで開かれた第 6 回国際人間工学会の特別講演で西独のルッテンフランツ（1976）は，交代制の適正化基準を提唱した。その後，ILO（国際労働機関）は夜間労働者は日勤労働者より疲労しやすく，疲労が蓄積しやすいので様々な健康障害に陥りやすいと警告した（カーペンティア 1977，日本産業衛生学会交替勤務委員会 1979）。

産後の母親は，子どもの命を預かっているという❶過大な責任に加えて，初産婦は育児技術・判断力も❷未熟練の上，夜間の授乳やおむつ交換などで中途覚醒による❸睡眠不足の状態は夜勤労働に匹敵し，疲労の原因は目白押しの状態にあるが，その実態把握については十分ではない。

　厚生労働省は 2017 年 4 月 26 日に労働者の長時間労働による自殺の他に加えて，「産後うつ」などを原因とする妊産婦の対策強化を掲げ，産後うつ症状の早期発見などの必要性を発表した。

　国立生育医療センターなどのチームは，2018 年 9 月 5 日に 2015 ～ 2016 年の 2 年間に妊娠中や産後に自殺した女性は全国で 102 人で，病気などを含めた妊産婦死亡数の約 3 割を占め，産後に発症する「産後うつ」などが要因とみられると公表した。

２）疲労の本質は脳疲労

　近年の研究では，疲労の本質は脳疲労であることが判明した。疲労は，筋肉や関節に痛みやこりを感じて自分は疲れていると感じることが多いが，筋肉や関節，骨で疲労を感じるのではなく脳で疲労を感じている。

　疲労の発生機序（図 1-1）は，睡眠不足や長時間労働による休憩不足などの肉体的ストレス，人間関係などの精神的ストレス，ウィルスによる慢性感染症（ヘルペスウィルスが再活発化など）が引き金になって，脳神経系―免疫系―内分泌系のバランスが崩壊することによって，神経細胞の機能異常，神経伝達物質の代謝異常が発生し，疲労・慢性疲労が生じる（上畑 2010）。

　疲労が回復しないと，脳疲労→脳不調→前うつ状態→うつ病と進行する。うつ病はストレスを受けた結果，誰でもがかかる病気で，個人の能力のなさとは全く異なる状態である。そして，脳が疲労すると感情のコントロールが難しくなる。

図 1-1　疲労，慢性疲労，不定愁訴発生モデル

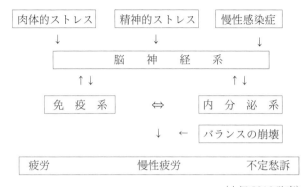

（上畑 2010 改変）

　脳が疲労するということは自律神経も疲労することである。自律神経には交感神経と副交感神経があり，昼間は交感神経が優位となり活動を促進し，夜間は副交感神経が優位となって休息を促進して，心身のバランスを保っている。しかし，疲労やストレスにより過度の緊張状態の場合には，一日中，交感神経優位となり心身が興奮状態で不眠・疲労となりやすい。

　産後はうつ病発症の好発時期である。岡野（1991）は里帰り分娩を終えて帰宅する頃にうつ病の1つの好発時期があると示した。さらに，岡野（2009）は産後3ヵ月に12.8％とうつ病発症ピークがあり，産後6ヵ月以内では10％前後の高いレベルで推移し，産後1〜6ヵ月はハイリスク期間と述べている。
　産後うつ病は，初期の母子関係，子どもの社会的・情緒および行動発達に対してマイナスの影響を与えることが指摘され，母親の育児行動と共に悪循環に陥ることが推測されている。
　厚生労働省の研究班は1,400人あまりの母親について，妊娠中から

産後 3 ヵ月までの母親を調査した結果，初産の場合，産後 2 週目に精神状態が不安定になる母親は 25.0%，産後 1 ヵ月 17.4% と，産後の早い時期からうつ傾向があると報告した（NHK 生活情報ブログ 2015）。

うつ病の治療においては，薬の投与とともに不眠を改善させて十分に休養を確保することが大事である。産後うつ病の原因の一つに夜間の中途覚醒による睡眠不良が考えられる。最初が肝心というが，育児でもスタートが大事であり，退院直後から母親が充分に休養できる支援が必要である。

3　疲労調査法

疲労および疲労感の調査には，主観的指標と客観的指標がある。主観的指標は簡易的な自覚症状しらべや Visual Analogue scale（VAS）が多く用いられている。客観的指標には，生理学的評価と生化学的・免疫学的評価がある。生理学的評価は脳機能，循環・自律神経機能，行動量・睡眠状況などで，生化学的・免疫学的評価は血液，唾液，尿などを検査し，特に唾液中のヒトヘルペスウィルスは疲労や慢性疲労症候群の指標となる。

本書では，簡便に調査ができる「自覚症状しらべ」と，脳機能を推測する「フリッカー検査法」を取り上げる。

I）自覚症状しらべ

主観的な疲労の調査法には，産業疲労研究会の自覚症状しらべ（表 1-1）による I 群「ねむけとだるさ」10 項目，II 群「注意集中の減少」10 項目，III 群「局在した違和感」10 項目の計 30 項目があり，国際的にも使用されている（吉竹 1973）。

自覚症状の訴え数は，Ⅰ群＞Ⅲ群＞Ⅱ群の順に多いのを一般型といい，疲れを感じだす上でⅠ群の「ねむけやだるさ」は，だれでもがよく自覚する症状である。Ⅰ群＞Ⅱ群＞Ⅲ群＞の順に多いのは精神作業型・夜勤型，Ⅲ群＞Ⅰ群＞Ⅱ群の順に多いのは肉体作業型と名付けられている。

　朝疲れている状態が続くときは，警戒信号・全身休養の催促である。日勤労働の場合の朝と夕方を比べると，夕方の方が疲労感の訴え率が高く，30項目（100％）の自覚症状しらべで，朝は2個から3個だけ

表1-1　自覚症状しらべ

No

なまえ

　　　　　　年　　　月　　　日　　午前・午後　　　時　　　　分記入　　今日の勤務

　いまのあなたの状態について，おききします。

　つぎのようなことがあったら○，ない場合は×のいずれかを，□のなかにつけてください。

Ⅰ			Ⅱ			Ⅲ		
1	頭がおもい		11	考えがまとまらない		21	頭がおもい	
2	全身がだるい		12	話をするのがいやになる		22	肩がこる	
3	足がだるい		13	いらいらする		23	腰がいたい	
4	あくびがでる		14	気がちる		24	いき苦しい	
5	頭がぼんやりする		15	物事に熱心になれない		25	口がかわく	
6	ねむい		16	ちょっとしたことが思いだせない		26	声がかすれる	
7	目がつかれる		17	することに間違いが多くなる		27	めまいがする	
8	動作がぎこちなくなる		18	物事が気にかかる		28	まぶたや筋がピクピクする	
9	足もとがたよりない		19	きちんとしていられない		29	手足がふるえる	
10	横になりたい		20	根気がなくなる		30	気分がわるい	

出典：日本産業衛生学会　産業疲労研究会1970

しか感じていなかったものが，夕方には5個も6個も感じるというように訴える項目数が増える。吉竹（1973）は自覚症状しらべのTotalの訴え率が10％未満を疲労が少ない状態とした。

2）自覚症状訴え率（数）の比較

　吉竹（1973）は様々な職種において自覚症状しらべを実施した。本章では，吉竹の無職主婦と有職主婦および男性製鉄所労働者に対する産後母親の自覚症状を比較した（表1-2）。

　産後母親の疲労に関する調査はいくつかあるが，調査方法と集計方法が異なるので代表的な調査結果を例とした。数値はすべて平均値である。

　朝（仕事前）の自覚症状は皆無が望ましいが，総訴え率10％以下，総訴え数2～3個は疲労は少ないとする。

　吉竹の調査では，自覚症状しらべ100％（30項目）中，朝（作業前）の総訴え率は無職主婦3.9％，有職主婦5.5％，製鉄所16.5％で，夜（作業後）の総訴え率は，無職主婦5.0％，有職主婦10.8％，製鉄所36.7％で，無職主婦の訴え率は低く，高温の悪環境下にある製鉄所労働者の訴え率は非常に高い。

　佐々木ら（1979）は，3歳未満児を第一子にもつ専業主婦の母親を対象に「育児疲労」と名付けた調査を行った。「育児疲労」とは，乳幼児を養育中の専業主婦の疲労と定義した。

　佐々木らの結果は，起床時の自覚症状の平均訴え率は17.0％で，群別ではⅠ群「ねむけとだるさ」の訴え率が高かった。就寝時の平均訴え率は24.2％に上昇し，中でもⅠ群「ねむけとだるさ」が高かった。母親の健康状態がすぐれない場合は，起床時の平均訴え率は23.9％，就寝時は28.6％と全体の平均より高かった。

　さらに佐々木ら（1980）は，1歳未満児（0歳児）をもつ母親と1歳から3歳未満児をもつ母親との比較を行った。

起床時の平均訴え率は，1歳未満児をもつ母親は 25.4％，1歳から3歳未満児をもつ母親は 18.7％で，両者に有意差が認められた。就寝時も，それぞれ 26.9％と 22.2％であり，有意差が認められた。

佐々木らの結果から，1歳未満児をもつ母親の平均訴え率は，他の産業労働者と比較しても高く，かなりの過酷な労働であり，母親の献身的な犠牲的行為の上に成り立つのが育児労働であると述べた。

伊藤ら（1984）は，都市生活労働者夫妻の生活時間調査と共に自覚症状しらべを行った。起床時の自覚症状の平均訴え率は，妻常勤 7.0％，妻無職 4.5％，妻パート 7.8％で，就寝時は，妻常勤 12.7％，妻無職 5.9％，妻パート 11.1％であった。

佐々木らと伊藤らの結果から，1歳未満児（0歳児）をもつ母親が如何に疲労しているかがわかる。

次に，出産直後からの母親の疲労調査について述べたい（表1-2）。

渡辺ら（1980）による自覚症状訴え数は，【分娩後2時間】6.5個，【産後1日】5.4個，【2日】4.0個，【3日】4.0個，【4日】3.8個，【5日】2.9個と，日数を経るに従って訴え数は減少した。訴え数はⅠ群の「ねむけとだるさ」の項目が多く，睡眠時間の短い母親ほど訴え数が多かった。入院形態は規則的に新生児室で授乳する母子異室制で夜間の睡眠が確保されたと推測した。

吉川ら（1980）の調査では，分娩直後から退院までの自覚症状の訴え数は，日を経るに従って減少したが，【産後6日】初産婦 6.1個，経産婦 3.5個であり，初産婦は経産婦より強く疲労感を自覚していた。入院形態は 24時間母子同室制と推測した。

江守ら（1987）は，退院直後から産後1年の調査を実施し，自覚症状の訴え数は【産後7日～】初産婦 9.0個，経産婦 7.6個，【産後21日～】初産婦 8.2個，経産婦 7.5個，【産後35日～】初産婦 8.7個，経産婦 7.6個，【産後49日～】初産婦 7.2個，経産婦 8.5個と報告し，初産婦・経産婦ともに産後 49日（1.5ヵ月頃）においても強い疲労感があった。

表1-2 自覚症状訴え率（数）

調査者（年）	職種 産後日・月数	朝（作業前）訴え率	朝（作業前）訴え数	夜（作業後）訴え率	夜（作業後）訴え数
吉竹（1973）	無職主婦	3.90%		5.00%	
	有職主婦	5.50%		10.80%	
	製鉄所（男）	16.30%		36.70%	
佐々木ら（1979）	3歳未満児の母親	17.00%		24.20%	
佐々木ら（1980）	1歳未満児（0歳児）の母親	25.40%		26.90%	
	1歳から3歳未満児の母親	18.70%		22.20%	
伊藤ら（1984）	妻常勤	7.00%		12.70%	
	妻無職	4.50%		5.90%	
	妻パート	7.80%		11.10%	
渡辺ら（1980）	産後2時間		6.5個		
	産後1日		5.4個		
	産後2日		4.0個		
	産後3日		4.0個		
	産後4日		3.8個		
	産後5日		2.9個		
吉川ら（1980）	産後6日　初産		6.1個		
	経産		3.5個		
江守ら（1987）	産後7日　初産		9.0個		
	経産		7.6個		
	産後21日　初産		8.2個		
	経産		7.5個		
	産後35日　初産		8.7個		
	経産		7.6個		
	産後49日　初産		7.2個		
	以降　　　経産		8.5個		
	産後28週以降	23.00%			
	産後1年	22.00%			
服部ら（2000）	産後5日		5.3個		
	産後6日		7.5個		
	産後13ヵ月		10.8個		

訴え率：10%以下は少ない
訴え数：2〜3個は少ない

　初産婦は退院直後に最も訴え数が多く，その後減少したが，経産婦は時間の経過とともに増加傾向であった。自覚症状の総訴え率では，産後27週以前は平均26%，28週以後は23%，産後1年には22%で，訴え率は10%を超えていることから，産後の疲労は長期に続くといえる。

訴え項目はⅠ群「ねむけとだるさ」が全期間を通じて最も高い一般
型だが，Ⅱ群の訴えは産後7週から増加しⅠ群＞Ⅱ群＞Ⅲ群の「精神
作業型・夜勤型」となり，産後は次第に慢性的な精神疲労傾向に転換
することを示唆した。

　自覚症状の訴え数と睡眠時間を6時間未満と6時間以上で比較する
と，睡眠時間が短い場合に訴え数が多く，有意差を認めた。

　服部ら（2000）は，産後5日，6ヵ月，13ヵ月に同一母親で自覚
症状の訴え数を追跡調査した。自覚症状の訴え数は，【産後5日】5.3
個，【6ヵ月】7.5個，【13ヵ月】10.8個と月数とともに増加し，訴え
項目はⅠ群が最も多いが，産後6ヵ月からⅡ群の訴えが増加し，江
守らの調査と同様に精神疲労が増加した。

　吉竹（1973）は多くの職種において朝（作業前）より夜（作業後）
に訴えが増加することを報告し，自覚症状の訴え率が増加すると，全
体的な疲労感もそれに対応してほぼ直線的に増加し，自覚症状の訴え
率が多い場合は疲労感が大，訴え率が少ない場合には疲労感は小であ
ると述べた。

　産後母親の自覚症状の調査は朝のみが多く，訴え数は産後6ヵ月頃
までは30項目中6〜10個（訴え率20〜30％）あり，吉竹による主
婦の自覚症状結果の3〜5倍である。また，睡眠時間が短い場合には
Ⅰ群「ねむけとだるさ」の訴え数が多く，産後1年経っても自覚症状
の訴えは持続した。産後数ヵ月頃からは「イライラする」等のⅡ群の
項目が増加し，産後母親の自覚症状は一般型から精神作業型・夜勤型
に転換し，身体的および精神的な二重の負担が示唆された。

3）フリッカー検査法

　フリッカー検査法は，光を点滅させて単位時間当たりの点滅頻度が
小さいと「ちらつき」を感じるが，点滅頻度が多くなると融合して持

続光と同じように見えるので，このちらつきと融合との境界の単位時間当たりの点滅頻度をフリッカー値という。フリッカー値は，大脳の活動レベルを反映すると考えられているので，自覚症状の中では「ねむけ」に関係する症状と最もつながりが深いと考えられている。

　吉竹（1973）は，日勤労働者の作業前と作業後の自覚症状しらべとフリッカー値測定を行い，自覚症状は作業後に増加しフリッカー値は作業後に低下して，自覚症状とフリッカー値の間に直線的な関係はなくても，属性相関はあるのではないかと述べた。また，夜勤交替勤務者の調査では，夜勤の連続に伴いフリッカー値の低下がみられたが，日勤作業者における調査では，Ⅰ群とフリッカー値との相関は認められず，日勤勤務では睡眠不足がすぐに解決された場合はフリッカー値への影響は少ないと述べた。

　大島（1979）は，事務作業員がたまたま火曜日の夜，お通夜で徹夜をした場合の翌日のフリッカー値の経過を測定し，朝8時のフリッカー値が非常に低下したが，この低下も午後にはもとに戻り，一晩の徹夜の場合は回復すると述べた。また，夜間の睡眠時間を0，4，6，8時間に変化させ就寝時刻はすべて22時にあわせて，経時的にフリッカー値を測定するという実験では，睡眠時間が短いほどフリッカー値は低く，特に徹夜の時が最も低くなった。睡眠時間が8時間の場合は，9時の値は低いが11時には上昇して最も高くなり，睡眠時間が長い場合には，たとえ一時的に値が低くても，ある時刻にはそれが立ち直ることができると述べた。

　鳥居（1984）は，実験的に断眠を行わせた場合に，自覚症状とフリッカー値のあいだに高い相関があり，特にⅠ群においてそれが顕著であると述べた。

　中永（1985）は，睡眠時間が平均未満では，自覚症状の訴え数とフリッカー値との間には，負の相関を認めたが，平均睡眠時間以上では両者の関連性は認められなかったと述べた。

　菅原（1967）は，妊婦と授乳婦のフリッカー値を測定し，日間変動

率は妊娠初期マイナス 4.8%，妊娠後期マイナス 7.0%，授乳婦マイナス 5.2%，非妊婦マイナス 4.3%であり，週間変動率は妊娠初期マイナス 4.5%，妊娠後期マイナス 5.4%，授乳婦マイナス 4.6%，非妊婦マイナス 4.4%と，妊娠後期は高い変動率であった。

大島（1979）は，精神労働の場合，日間変動率の好ましい限界はマイナス 5%で，週間変動率は軽い精神的・筋的作業はマイナス 3%が好ましく，可能限界はマイナス 13%と報告した。斎藤（1979）は，交替制勤務の航空整備作業員と病棟勤務看護師のフリッカー値は，日勤，夕勤，夜勤の順に低くなり，夜勤では日勤に比べてマイナス 8%と報告した。

菅原の妊娠後期マイナス 7.0%の結果は好ましい限界より低いことから，妊娠後期の妊婦は疲労していることが示唆された。

山村ら（1980）は，妊娠 38 週～産後 6 日の母親のフリッカー値を測定し，フリッカー値は妊娠 38 週が最も低く，産後の日数増加につれて上昇し，初産婦は経産婦に比べて低値で，分娩所要時間が長いほど回復が遅かったものの，産後 6 日目には両者には有意差は認められなかった。

吉川ら（1980）は，分娩直後から退院までの母親のフリッカー値を測定しフリッカー値は分娩後が最も低値で，分娩後 1 日目からゆるやかに上昇し，初産婦は経産婦に比較して常に下回っていたが有意差は認められず，分娩所要時間が 15 時間以上の母親に低下がみられた。

4　睡眠

Ｉ）睡眠の役割

人間は人生の三分の一を寝て過ごし，睡眠は食事と同様に健康に重要な役割を果たしている。無灯火の時代は，日の出と共に起き，日暮

れと共に休んでいたが，現代は24時間真昼社会となり，日本では子どもから大人まで睡眠不足の人が増えている。

「眠りたい」という欲求は，本能的に脳自身が発する疲労の警告信号で，睡眠が疲労回復に重要であることは日常生活で経験する。身体（筋肉）の疲労は休息で回復するが，脳の疲労は睡眠によってしか回復しないので，睡眠と疲労は密接に関連している。

睡眠の役割は，❶脳の休養あるいは疲労回復，❷身体の疲労回復，❸身体の活動リズムの調節（特に成長ホルモン），❹体温を下げて脳の加熱を防ぐ，❺免疫機能を高める，❻昼間の記憶を固定するなどである（大熊2001）。

古くから睡眠が必要かどうかは，睡眠を奪ってみるとわかるのではないかと考え，眠らせないという断眠実験がヒトや動物を使って行われた。

ネズミによる断眠実験では，2〜3週間で死に至るという報告がある。また，ヒトで睡眠時間を4時間に短縮する実験では，翌日の脳機能検査に顕著な低下が認められた（井上ら2001）。

さらにヒトにおいて，日本での100時間にわたる断眠実験では，体温，血圧，呼吸数など，身体面にはほとんど変化はみられなかった。体温は断眠中も昼間上昇し夜間下降するという概日リズムがみられたが，精神面ではかなりの影響が起こっていて，フリッカー検査法の成績が3日目になると非常に悪くなった（鳥居1984）。

睡眠時間の短縮では，精神的な自覚症状としてやる気の低下や，集中力の低下が顕著になり，性格的に怒りっぽくなり，他の人と協調できなくなる。このような精神的変容，すなわち高次機能破たんが起こる理由として，断眠による脳の抑制伝達物質であるGABAの異常が関与していることがわかってきた。GABAは脳の主要な抑制神経伝達物質で，思考や注意の維持に重要な役割を果たしている（井上ら2001）。

しかし，生体は睡眠不足を解消させるために，質的にも量的にも大きく変化して埋め合わせをする。目覚めていると体内に睡眠物質がたまり，睡眠が誘発されるので睡眠不足を取り戻すために熟睡（爆睡）する。睡眠不足が1～2日で解消されるならば問題はないが，産後の数ヵ月にわたる長期の睡眠不足は，慢性疲労となり心身への影響が大きいといえる（大熊ら1998，井上昌1989）。

２）睡眠の発達

ヒトには約24時間を周期とする概日リズム（サーカディアンリズム）があり，睡眠・神経・ホルモン・体温・血圧・内臓・その他様々な全身の機能に影響する。また，社会生活も24時間が1日単位である。

図1-2　ヒトの睡眠と覚醒周期の変化

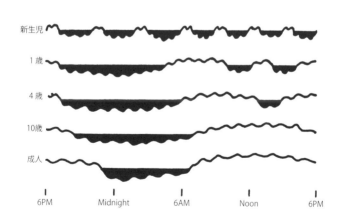

出典：ナサニエル・クレイトマン「睡眠と覚醒」㈱ライフ・サイエンス、2013
（許可を得て転載）

ヒトの睡眠と覚醒周期の変化（図1-2）（クレイトマン1963）は，年齢によって異なり，新生児期は1日の65～70％を眠っていて，約2～3時間ごとの哺乳や排泄のため短時間で目覚めるという多相性睡眠だが，生後3～4ヵ月になると睡眠は夜間に集中し始め，生後1年くらいで成人の単相性睡眠に近いパターンに推移する。

　生まれたばかりの赤ちゃんは，"約2～3時間寝てはお乳を飲み，また約2～3時間寝る"ことを繰り返す。これは体内時計の働きがまだ不十分のためである。体内時計が生み出す生体リズムの周期は約25時間だが，地球の自転は24時間（23時間56分4秒）の周期のため，生後3～4ヵ月まではこの体内時計と地球の自転周期とにズレが生じ，修正する働きが十分でなく，生活リズムが毎日1時間ずつずれてしまう。この現象はフリーランニングリズムの周期で「フリーラン」と呼ばれ，生後3～4ヵ月以降になると，朝の光や食事や家庭環境により，体内時計を地球自転に合わせるというリセットができるようになり，フリーランは認められなくなることが多い（鳥居1984）。

　また，生後3～4ヵ月になると体内時計に支配される体温リズムも，明け方に低く午後に高くなる。体温が下がり始めると眠りやすくなり，子どもは眠くなると手足は温かくなるが，これは体の内部の体温を下げるための放熱で，眠くなり始めた証拠である。また入眠後はしばらくは汗をかくが，これも放熱の機構が活発に働いている証拠である（内山2002）。

3）ノンレム睡眠とレム睡眠

　睡眠にはノンレム睡眠とレム睡眠があり，動物では出生時の脳の成熟度の差によって，ノンレム睡眠とレム睡眠の出現率が異なる。レム睡眠は新生児では50％，妊娠8～9ヵ月で生まれた早産未熟児は75％にも達し，妊娠30週以前の胎児では100％と推定されている。

成長とともに脳が成熟すると，レム睡眠の比率は次第に減少して，成人では20〜25%になる。ノンレム睡眠とレム睡眠はウルトラディアン周期で一晩に数回繰り返す。ウルトラディアン周期は未熟児では40分ほどで，新生児期は40〜50分，生後3ヵ月を過ぎると50〜60分と次第に延長し，成人では90〜100分周期となる（佐々木ら1978）。

＊レム睡眠とは急速眼球運動（Rapid Eye Movement, REM）を伴う睡眠で，乳児の場合，まぶたから眼球が動くのがわかる。レム睡眠期には筋活動は消失し，心拍や呼吸，血圧は不規則で，レム睡眠や浅いノンレム睡眠（睡眠段階1）の時には，夢見体験が増え，寝言を言ったりする。乳児なら泣くこともある（神山2008）。
＊ノンレム睡眠とはレム睡眠でないという意味である。

　成人のひと続きの夜間睡眠を脳波（図1-3）でみると，ノンレム睡眠とレム睡眠を4〜5回繰り返して目覚める。入眠直後はノンレム睡眠の浅い段階（1〜2）から深い睡眠段階（3〜4）となるが，明け方に向かってノンレム睡眠は浅い段階（1〜2）となり目覚める。

図1-3　ノンレム睡眠とレム睡眠

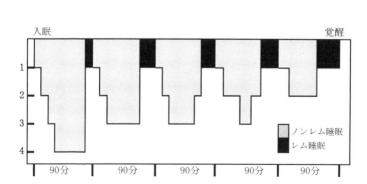

ノンレム睡眠期のときは，大脳皮質の神経細胞（ニューロン）の活動が低下する。60 〜 90 分すると，脳がまた活動を高めるレム睡眠期となる（櫻井 2017）。大脳の発達した現代人の疲労回復には，3 〜 4 段階の深い睡眠が重要である。また，深いノンレム睡眠時には成長ホルモンが大量に放出され，子どもの場合は成長に，成人の場合はタンパク質を合成し細胞を修復する。

　松本（1976）は，「レム睡眠を発現させる脳の中枢的部位の橋・延髄には呼吸・循環の中枢があり，生命維持には重要な部位であることはよく知られている事実です。哺乳類は生まれてすぐ生きるためにレム睡眠が多発し，出生後しばらくして呼吸・循環中枢と体の筋肉・内臓機能が平衡状態に達した後で，つぎは賢くなるために大脳皮質がはたらきだして，ノンレム睡眠がふえるだろう。・・・子どもの眠りはおとなの眠りとは質的にも量的にもちがっている。・・・子どもの眠りがおとなと違うのは，子どもの出生・発育・成長という生命活動が眠りに反映されるからである。言いかえると，子どもは生きるため，育つため，賢くなるために眠りが変化するといえる」と述べた。

　ヒトの脳の機能レベル（表 1-3）は，3 層構造である。脳幹は「生きるための脳」で，呼吸，心拍，体温，血圧，飲食，排泄，睡眠など，生存のための基本的な機能を司っている。大脳辺縁系は「感じる脳」で体外からの危険を察知したり，喜びや意欲を司る視床，扁桃体，海馬がある。脳幹と大脳辺縁系はすべての哺乳動物の基本構造で，脳幹の生存機能と大脳辺縁系の感情機能は胎児期から乳幼児期にかけて発達する。大脳新皮質の前頭前野はヒトに特徴的な「考える脳，賢くなる脳」で主に 3 歳頃から機能し始める。従って，0 〜 3 歳児は脳幹と大脳辺縁系の発達を促進する子育てが必要である。大脳は右脳と左脳があり，右脳は直感的に感じる機能が，左脳は言語機能や人の気持ちを表情から読み取る共感機能がある。左脳は右脳より少し遅れて生後 6 ヵ月ごろから発達する。赤ちゃんの脳は，親や養育者との愛情に満ちたやりとりで発達する（櫻井 2018）。

表1-3　脳の機能レベル

大脳新皮質（前頭前野）	高次の精神機能	思考・判断・相手の気持ちを理解
大脳辺縁系（扁桃体・海馬）	感情情動機能	意欲・恐怖・喜び・自律神経作用
脳幹（間脳・中脳・橋・延髄）	基本的生存機能	呼吸・心拍・血圧・睡眠・体温・代謝

４）睡眠時間

＜睡眠時間の目安＞

　睡眠は疲労や健康に重大な影響を及ぼすが，睡眠時間の目安（表1-4）は新生児期16〜17時間，生後4ヵ月14〜15時間，生後6ヵ月〜1歳13時間，4歳頃11時間，10歳頃10時間，成人7〜8時間，老人6時間とされている（Roffwarg 1966，大熊 1977）。

　ナポレオンは3時間しか寝なかったという逸話があるが，睡眠時間の長さは個人差があり，大人でも子どもでも短時間睡眠者や長時間睡眠者がいる。また，好きなことを徹夜で夢中でしている場合は，睡眠不足を感じない。高齢になると子どものような多相性睡眠に戻り，睡眠時間は減少する。

表1-4　年代別の睡眠時間の目安

新生児期	16～17	時間
生後4ヵ月	14～15	時間
生後6ヵ月～1歳	13	時間
4歳ごろ	11	時間
10歳ごろ	10	時間
成人	7～8	時間
老人	6	時間

(Roffwarg1966, 大熊1977参照)

＜睡眠時間と中途覚醒＞

　睡眠時間（表1-5）は，5年毎に行われるNHK国民生活時間調査2015年（NHK 2016）では，国民全体の平日の睡眠時間は7時間15分である。20代女性7時間18分，30代女性7時間5分，40代女性6時間42分で，30代女性と40代女性の睡眠時間は国民全体と20代女性よりも短い。

　国民健康・栄養調査2015年（厚労省2016）では，1日の平均睡眠時間は成人男女とも「6時間以上7時間未満」が最も高く，それぞれ33.9％，34.2％である。睡眠の質に関する項目については，1日の平均睡眠時間別にみると6時間未満の者では，男女とも「日中，眠気を感じた」が最も高く，それぞれ44.5％，48.7％である。

　夜間の中途覚醒については，入眠後の覚醒の原因の一つとして夜間排尿がある。正常老人では5分以上続く覚醒回数は2.7回，覚醒の平均持続時間は12.8分，正常青年ではそれぞれ0.7回，4.6分である（鳥居1984）。

表 1-5　睡眠時間と中途覚醒

調査者（年）	対象	総睡眠時間	対象	総睡眠時間	中途覚醒回数・時間
ＮＨＫ（2015） 国民生活時間調査2016を加工	国民全体（平日） 20代女性（平日） 30代女性（平日） 40代女性（平日）	7時間15分 7時間18分 7時間05分 6時間42分	20代男性（平日） 30代男性（平日） 40代男性（平日）	7時間27分 6時間59分 6時間53分	青年　0.7回 　1回持続時間　4.6分 老人　2.7回 　1回持続時間　12.8分 （鳥居1984）

調査者（年）	調査時期		総睡眠時間	夜間睡眠	中途覚醒回数	中途覚醒時間	
堀内（1994）	妊娠末期		368分				
	産後1〜7週		330〜310分				
堀内ら（2002）	産後5週		354.4分			81.2分	
	産後11週		418.1分			36.8分	
江守ら（1998）	産後40日ごろ		6.5　時間		産後1〜7週　2.5〜2.1回 産後8〜11週　1.6〜1.4回		
永瀬ら（2005）	産後2週	初産 経産	7.6　時間 8.1　時間		1時間30分〜3時間おきに覚醒		
	産後4週	初産 経産	7.5　時間 7.4　時間				
	産後6週	初産 経産	6.9　時間 7.2　時間		3〜4時間おきに覚醒		
乾ら（2008）	妊娠末期		7.79　時間	6.75　時間	0.3回	0.42　時間	
	産後1ヵ月		6.71　時間	5.85　時間	1.7回	初産　68.6分 経産　47.2分	
	産後4ヵ月		6.91　時間	6.91　時間	1.5回	初産　48.3分 経産　46.5分	

　産後母親の睡眠時間（表 1-5）に関する堀内（1994）の調査では，全睡眠時間は【妊娠末期】の平均 368 分（6.1 時間）に対して，【産後 1〜7 週】は 330〜310 分（5.5〜5.1 時間）に減少し，睡眠効率も妊娠末期 94％に対し，産後は 70％に減少した。また，追加調査（2002）では，【産後 5 週】の睡眠時間 354.4 分（5.9 時間）に対し，【産後 11 週】は 418.1 分（6.9 時間）に増加した。夜間覚醒時間は産後 5 週は 81.2 分だったが，産後 11 週には 36.8 分に減少した。

　江守ら（1998）の調査では，【産後 40 日頃】の睡眠時間は平均 6.5 時間で，　30％以上が 6 時間以下だが，分娩後 16 週以後では有意に増加した。

　永瀬ら（2005）の調査では，【産後 2 週】初産婦 7.6 時間，経産婦 8.1 時間，【産後 4 週】初産婦 7.5 時間，経産婦 7.4 時間，【産後 6 週】

初産婦6.9時間，経産婦7.2時間であった。産後2週は夜間に1時間半から3時間おきに授乳やおむつ交換などで中途覚醒したが，昼間に午睡等で休んでいたことが総睡眠時間の長さにつながった。産後6週では夜間3〜4時間おきの中途覚醒となり，午睡がほとんど見られなくなり7時間前後の総睡眠時間となった。

乾ら（2008）の調査では，総睡眠時間は【妊娠末期】7.79時間，【産後1ヵ月】6.71時間，【産後4ヵ月】6.91時間であった。夜間睡眠時間は各々6.75時間，5.85時間，6.91時間であった。夜間の中途覚醒時間は【妊娠末期】0.42時間，【産後1ヵ月】初産婦68.6分，経産婦47.2分，【産後4ヵ月】初産婦48.3分，経産婦46.5分であり，中途覚醒回数は各々0.3回，1.7回，1.5回であった。

堀内ら（1990）は，入眠後の脳波的睡眠段階は，覚醒時間が妊娠末期の平均5.4%から産後は20%台と有意に増加し，ノンレム睡眠第2段階は減少したのに対し，深い睡眠の第3段階と第4段階及びレム睡眠には差を認めなかった。

ウォーターら（1996）は，妊娠末期より産後1ヵ月時点での疲労感は，初産婦は経産婦に比較して強く，かつ睡眠の乱れが大きいと報告した。さらに，リーら（2000）は，脳波による睡眠効率の平均値は，産後約1ヵ月目の初産婦73%，経産婦84%であったが，産後3ヵ月目では初産婦・経産婦とも85%になり，また深い睡眠段階のノンレム睡眠3〜4段階も，産後1ヵ月目は初産婦は経産婦よりは少ないが，産後3ヵ月には両群に差がなかったと報告した。

以上の結果から，産後母親の睡眠の特徴は夜間に中途覚醒し，子どもの世話に1〜2時間かかることによって睡眠効率が低下するが，睡眠不足を補うためにノンレム睡眠の第3〜4段階は確保されるという特殊な睡眠パターンといえる。また，産後3〜4ヵ月頃には，夜間の中途覚醒回数が減り，夜間の育児時間が減少することで，睡眠効率は増加し疲労感は軽減するといえる。夜間に中途覚醒する分割睡眠は概

日リズムを崩し，心身の働きに異常をきたす（大熊 2001）。産後うつ
の発生率が高い産後直後から 3 〜 4 ヵ月までの母親の睡眠確保は重要
である。

5）子どもの睡眠時間

　子どもの睡眠時間（表 1-6）に関するパームリー (1964) の研究では，
生後 1 週の昼間の睡眠時間は 7.75 時間，夜間は 8.30 時間で合計 16.05
時間に対して，生後 16 週の昼間の睡眠時間は 4.58 時間，夜間は 9.95
時間で合計 14.53 時間であった。

　江守ら（1998）の調査では，生後 40 日頃の子どもの平均睡眠時間
は 13 時間 57 分で，覚醒時間 10 時間 3 分のうち，4 時間 23 分は哺乳
（授乳）時間，機嫌よく覚醒している時間 2 時間 32 分，ぐずったり泣
いたりしている時間 2 時間 23 分，沐浴 45 分であった。

　島田ら (1999) の調査では，生後 1 ヵ月の昼間の睡眠時間は 5.66 時間，
夜間は 7.53 時間で合計 13.19 時間に対して，生後 4 ヵ月の子どもの昼
間の睡眠時間は 3.94 時間，夜間の睡眠時間 8.19 時間で合計 12.16 時
間であった。

　早瀬ら（2008）の調査では，生後 1 ヵ月の子どもの昼間の睡眠時間
は 5.31 時間，夜間の睡眠時間は 7.86 時間で合計 13.15 時間に対して，
生後 4 ヵ月の子どもの昼間の睡眠時間は 3.82 時間，夜間睡眠時間は
8.82 時間で合計 12.63 時間であり，島田らの結果とほぼ同様であった。

表 1-6　子どもの睡眠時間

調査者（年）	時　　期		合計睡眠時間	昼間睡眠時間	夜間睡眠時間
Parmelee（1964）	生後	1週	16.05時間	7.75時間	8.30時間
	生後	16週	14.53時間	4.58時間	9.95時間
江守ら（1998）	生後	40日	13時間57分		
島田ら（1999）	生後	1ヵ月	13.19時間	5.66時間	7.53時間
	生後	4ヵ月	12.16時間	3.94時間	8.19時間
早瀬ら（2008）	生後	1ヵ月	13.15時間	5.31時間	7.86時間
	生後	4ヵ月	12.63時間	3.82時間	8.82時間

　生後 1 ヵ月の子どもは，昼夜のどの時間帯にも寝ているが，生後 4
ヵ月頃になると夜間睡眠が増加する。島田らと早瀬らの調査では，生
後 4 ヵ月の合計睡眠時間は 13 時間に満たず，目安の 14 ～ 15 時間よ
り約 2 時間短い。

　2010 年にイスラエルの著名な子どもの睡眠研究者アビ・サデー氏
による 3 歳以下の乳幼児の一日の睡眠時間を国・地域別の調査では，
日本の子どもの平均睡眠時間は 11 時間 37 分で 17 カ国中最も少なく，
最長のニュージーランドと比べると，約 1 時間 40 分も少なかった（三
池 2014）。

　時代が変わっても人間にとって睡眠の重要性は変わらない。昼間の
活動を活発にし，こころを穏やかにする神経伝達物質のセロトニンと，
夜には眠気をもよおすメラトニンを高める生体時計を考慮した，家庭
および社会環境の整備が重要である。

　妊娠中，メラトニンは胎盤を介して胎児に移行するため，胎児のサ
ーカディアンリズムは母体の影響を受ける。母乳中にもメラトニンが
含まれているので，母乳栄養児は睡眠リズムがつくりやすいと考えら
れている。生後 3 ヵ月ごろには，赤ちゃん自身のメラトニン産生のサ

ーカディアンリズムが出現し始めるので睡眠リズムが安定してくる。

　1〜5歳の頃は一生のうちで最もメラトニン分泌が高く，子どもたちは「メラトニンシャワー」を浴びて成長する。メラトニンの産生は，昼間はもちろんだが，夜間の光照射を受けると抑制されるので，夜間は早期に照度を低くすることが大事である。さらに，セロトニンの活性が低下すると，気分が滅入り精神的に不安定になる（神山 2008）。

昼のセロトニン・夜のメラトニンを高める8か条（神山）

・毎朝しっかり朝日をあびて。

・ゴハンをしっかりよく噛んで。特に朝はきちんと食べて。

・昼間はたっぷり運動を。

・夜ふかしになるなら，お昼寝は早めに切り上げて。

・テレビラジオはけじめをつけて。

・寝るまでの入眠儀式を大切にして。

・暗いお部屋でゆっくりおやすみ。

・まずは早起きして，悪循環（夜更かし→朝寝坊→慢性の時差ぼけ→眠れない）を断ち切ろう。

6）赤ちゃんの生活リズム

図1-4は,妊娠39週で生まれたT子ちゃんの生後2週～20週までの,毎日の哺乳時刻を●印で記した（日暮,福岡,飯田 1992）。

T子ちゃんの哺乳は生後2～3週では,不規則だが,生後4週頃からやや規則的になり,生後9週頃から夜間の哺乳が少なくなった。個人差はあるが生後10週前後には,夜にまとまって寝るようになる。早産の赤ちゃんは,満期産の赤ちゃんよりはやや遅れる傾向にある。

クレイトマン（1963）（図1-5) の「ある女児の生後11～182日の睡眠覚醒・摂食の記録」でも,初めは睡眠と哺乳が不規則に分布したが,次第に規則的になり全体の睡眠量は減少しながら夜間に集中し,覚醒は昼間に集中する概日リズムの移行は生後3ヵ月前後から次第に明らかとなった。瀬川（1987）も同様の結果を報告した。

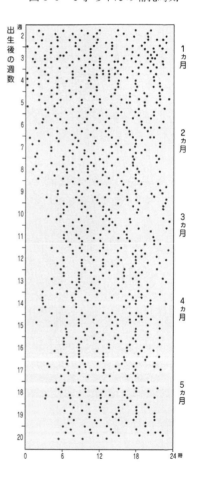

図1-4　T子ちゃんの哺乳時刻

図 1-5　ある新生児の出生後 11 日から 182 日までの睡眠覚醒・摂食の記録

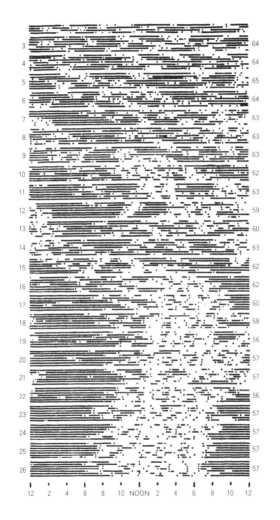

出典：ナサニエル・クレイトマン「睡眠と覚醒」㈱ライフ・サイエンス、2013
（許可を得て転載）

図1-6は，第3〜26週までの乳児の群平均睡眠時間の連続的変化（クレイトマン 1961）をグラフ化した。第7週から夜間の睡眠が徐々に増加し，第12週からは約10時間と一定となり，第15週から昼間の睡眠が減少し始めた。赤ちゃんの睡眠は生後3〜4ヵ月の時期に変化するといえる。

図1-6　第3〜26週までの乳児の群平均睡眠時間の連続的変化
（クレイトマン 1961）

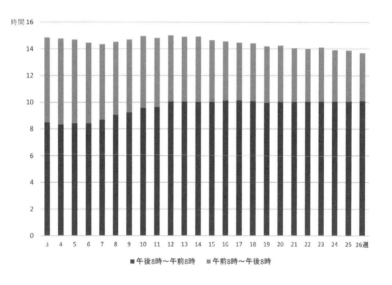

出典：ナサニエル・クレイトマン「睡眠と覚醒」㈱ライフ・サイエンス、2013
　　　（許可を得てグラフ化）

7）成人の睡眠の確保の妨げとなっていること

　平成 27 年国民健康・栄養調査（厚労省 2016）による，成人の睡眠の確保の妨げとなっていること（表 1-7）は，20 ～ 40 代男性は「仕事」，20 代女性は「就寝前にゲーム・メール・携帯電話に熱中すること」，30 代女性は「育児」であった。

　30 代女性は「仕事・家事・育児」が 1 日の 77％を占め，個人の自由時間が少ない。育児中の母親は一般成人女性より睡眠の確保は非常に困難な状況にあるといえる。

表 1-7　睡眠の確保の妨げとなっていること（20 歳以上）

		20〜29歳		30〜39歳		40〜49歳	
		人数	%	人数	%	人数	%
男性	総数	256		406		553	
	仕事	81	**31.6**	159	**39.3**	224	**40.5**
	家事	4	1.6	6	1.5	11	2
	育児	11	4.3	30	7.4	14	2.5
	介護	0	0	2	0.5	4	0.7
	健康状態	17	6.6	32	7.9	43	7.8
	通勤・通学の所要時間	28	10.9	40	9.9	37	6.7
	睡眠環境（音・照明など）	23	9	23	5.7	36	6.5
	就寝前にゲーム・メール・携帯電話などに熱中	63	24.6	80	19.8	51	9.2
	その他	22	8.6	22	5.4	54	9.8
	特に困っていない	88	**34.4**	146	**36**	210	**38**
女性	総数	297		426		659	
	仕事	89	**30**	93	21.7	135	20.5
	家事	27	9.1	96	22.4	184	**27.9**
	育児	29	9.8	140	**32.7**	69	10.5
	介護	1	0.3	0	0	10	1.5
	健康状態	27	9.1	50	11.7	77	11.7
	通勤・通学の所要時間	35	11.8	20	4.7	23	3.5
	睡眠環境（音・照明など）	15	5.1	27	6.3	43	6.5
	就寝前にゲーム・メール・携帯電話などに熱中	99	**33.3**	73	17.1	58	8.8
	その他	34	11.4	33	7.7	95	14.4
	特に困っていない	72	24.2	112	26.2	237	36

出典：厚生労働省「平成27年国民健康・栄養調査報告書」
注1）生活習慣調査票の問10に回答した調査結果を加工して作成。
注2）複数回答のため，内容合計が100％にならない。

よい睡眠を得るためには，以下のようなことが大切である。

① 規則正しい就寝・起床時刻を守る：早起きして太陽の光を浴び，体内時計をリセットすると，そこから 15 〜 16 時間後に眠気が出現する。夜間の明るい照明は，体内時計のリズムを遅らせ，入眠を遅らせる。

② 就寝前のゲーム・携帯・スマホを控える：光刺激は生体リズムを混乱させる。

③ 夕食後は刺激性飲料を避ける：カフェインは覚醒作用があり入眠を妨げ，利尿作用があるため中途覚醒の原因となる。カフェインの効果は 4 〜 5 時間持続するので，就寝 4 時間前の摂取は避ける。タバコに含まれるニコチンは交感神経を活発にし睡眠を障害する。

④ 寝酒などは少量にする：アルコールは深い睡眠を減らし，中途覚醒・早朝覚醒が増える。

⑤ 夕食後は過激な運動はさける：夜の激しい運動は体温を上昇させ，交感神経の活動を活発にし入眠を妨げる。

⑥ 就寝時に空腹の場合は消化のよいものを少量食べる：入眠時に胃腸が活発になると睡眠が阻害される。

⑦ 就寝前には 40 度前後の湯で入浴する：熱い湯は交感神経の活動を活発にし入眠を妨げる。

⑧ 朝日を浴びる：朝の太陽光を浴びると体内時計がリセットされ，昼間は活動的になり寝つきがよくなり，睡眠も深くなる。

（大熊 2001，内山 2002，厚生労働省 2014）

5　家事労働

＜家事時間量＞

　家事労働は，家族が快適で健康的な日常生活を過ごすための再生産労働として重要である。NHK は 1941 年に国民生活時間調査を初めて行い，1960 年から 5 年に 1 度の大規模な生活時間調査を行っている。その他に総務省や国際的にも生活時間調査は行われている。

　家政学の分野では 1950 年代から蓄積があり，伊藤らは 1980 年と 1985 年に都市労働者の生活時間調査等を行った（1984，1989）。

　NHK 国民生活時間調査 2015 年（2016）（以下，NHK 調査）では，家事を「炊事・掃除・洗濯」「買い物」「家事雑事」に分類する。

　NHK 調査による平日の家事時間量（表 1-8）は，主婦全体は 6 時間 35 分，20 代女性 1 時間 59 分，30 代女性 5 時間 29 分，40 代女性 4 時間 31 分であった。一方，20 ～ 40 代男性は 1 時間に満たない状況だ。家事の内容別の「子どもの世話」にかかる時間は，20 代女性 56 分，30 代女性 2 時間 51 分，40 代女性 1 時間 7 分であった。30 代女性の子どもの世話にかかる時間は約 3 時間であり，30 代女性は育児・家事で多忙なことが推測される。

　NHK 調査の子育て期の統計は，末子が就学前・小学生・中学生・高校生・その他で分類しているので，1 歳未満の乳児のいる女性の家事の時間量は正確には反映されていないと推測される（土日の家事の時間量については資料参照）。

　産後母親の家事時間量（表 1-8）は，江守（1998）によると「授乳と子どもの世話にかかる時間」は【初産婦】8 時間 16 分，【経産婦】5 時間 52 分であった。育児以外の家事時間についての記述はないが，当然，育児以外の家事時間がプラスされるので，【初産婦】8 時間 + α 時間，【経産婦】6 時間 + α 時間といえる。

5　家事労働　　35

表1-8 家事時間量

著者(年)	対象者	子どもの世話	炊事掃除洗濯	買い物	家事雑事	計
NHK(2015)	主婦全体全国	1時間25分	3時間26分	53分	1時間16分	6時間35分
	20代女性全国	56分	42分	23分	8分	1時間59分
	30代女性全国	2時間51分	2時間12分	34分	36分	5時間29分
	40代女性全国	1時間7分	2時間31分	35分	38分	4時間31分
	20代男性全国	8分	7分	9分	4分	28分
	30代男性全国	19分	11分	8分	9分	44分
	40代男性全国	11分	14分	8分	8分	39分

著者(年)	産後日・週数	子どもの世話	育児以外の家事 (炊事・掃除・洗濯・買い物・家事雑事)	計
江守(1998)	産後40日	初産8時間16分	＋α	8時間16分＋α
		経産5時間52分		5時間52分＋α
永瀬(2005)	産後2週	初産8.0時間	1.4時間	9.4時間
		経産5.8時間	3.8時間	9.6時間
	産後4週	初産7.2時間	2.2時間	9.4時間
		経産5.8時間	4.5時間	10.3時間
	産後6週	初産7.2時間	4.0時間	11.2時間
		経産5.2時間	5.5時間	10.7時間

家事：「炊事・洗濯・掃除」「買い物」「子どもの世話」「家事・雑事」

家事雑事：日曜大工，庭仕事，銀行・役所の仕事，子ども以外の家族の世話・介護・看病など

(NHK国民生活時間調査を加工，2016)

　永瀬ら（2005）によると，育児時間（生まれた子どもの世話にかかる時間）は，【産後2週】初産婦8.0時間，経産婦5.8時間，【産後4週】初産婦7.2時間，経産婦5.8時間，【産後6週】初産婦7.2時間，経産婦5.2時間と育児に未経験の初産婦は経産婦より約2時間長かった。

　育児時間以外の家事時間は，【産後2週】初産婦1.4時間，経産婦3.8時間，【産後4週】初産婦2.2時間，経産婦4.5時間，【産後6週】初産婦4.0時間，経産婦5.5時間であり，経産婦は初産婦より約2時間長く，上の子どもの世話にかかる時間が長いことが推測された。

　育児時間と育児以外の家事時間の合計は，【産後2週】初産婦9.4時間，経産婦9.6時間，【産後4週】初産婦9.4時間，経産婦10.3時間，【産後6週】初産婦11.2時間，経産婦10.7時間であった。

新小田ら（2001）の調査では，産後1週から14週の夜間に乳児の世話にかかる時間は，授乳が74.6％，おむつ交換が15.4％，夜泣きが4.1％，およびその他の理由が5.9％であり，授乳に要した1回の平均時間は産後1週は初産婦79.8分，経産婦54.2分であり，初産婦は経産婦より多くの時間を要した。

　初産婦は育児に不慣れなため，経産婦より育児時間は長く，経産婦は上の子どもの世話を含めた家事時間が初産婦より長いといえる。

　なお，田中ら（2003）の調査では，1歳6か月〜3歳児をもつ専業主婦の平日の平均家事時間は366分（約6時間），平日の平均育児時間は732分（約12時間）で，家事時間と育児時間の合計は約18時間であり，睡眠・休養時間は6時間となる。

　わが国には「産後の床上げ」（鎌田ら1989）の風習があり，産後1ヵ月程は家族の家事援助を受けることが多い。産後2週の初産婦の育児以外の家事時間は経産婦よりは短いが，週数の増加に伴って増加した。これは家族の家事援助の減少が影響したと考えられる。産後母親の合計家事時間はNHK調査の主婦全体の家事時間の約2倍であり，産後母親は多忙である。

　乳幼児を育児中の母親の家事・育児労働時間は長く，母親の心身の疲弊が考えられる。今後，育児労働の視点から有職・無職を問わず，母親の家事・育児時間の調査は喫緊の課題といえる。

　人類の歴史では，父親も子育てにかかわっていた期間が長かった。わが国でもヨーロッパでも，「家で営まれる仕事（すなわち家事）」と「子育て」を夫婦が協力し分担して生活が成り立っていた。近代産業の発展に伴い，世界的に仕事の場は家庭から家庭外（職住分離）となり，家庭外での有償労働が進み，家庭で家事や子育てを無償で分担する女性，すなわち「主婦」が増えた（オークレー1986，木村2010，沢山2013，落合2016）。

5　家事労働　　37

明治政府によって天下国家に尽くす父親像と，子育てに献身する良妻賢母像がつくられ，第二次世界大戦まで続いた。戦後の民主化と高度経済成長によって，工業化，都市化，核家族化，少子化が進行し，1980年代頃から，子育て未経験の母親の増加と，母親だけによる子育てが増加した。

　イリイチ（1990）は，社会的に必要だが報酬を受けない再生産労働を「シャドウワーク」と命名した。

　無償労働とは，「人に頼むことができる」という第三者基準によって特徴付けられ，具体的には市場化されているサービスを利用できる家事（炊事，掃除，洗濯，縫物・編物，家庭雑事），介護・看護，育児，買物，社会的活動と定義されている（内閣府 2013）。

　内閣府（2013）は平成9年から無償労働の貨幣評価を推計し，わが国の女性の無償労働の貨幣評価額（機会費用法，OC法）は，女性全体では年収192万8000円，無業有配偶（専業主婦）年齢平均年収304万1000円と評価している。米国では，専業主婦の年収は1,200万円と評価されていて，専業主婦の家事労働は決して無報酬ではない。

　21世紀は少子高齢社会となり，政府は働き方改革や女性・高齢者の労働を推進している。また，2017年には外国人による家事代行業が試験的に始められた。今後，わが国の女性の働き方は変化し，専業主婦の更なる減少が予測されている（金森 1986）。

6　身体活動

　身体活動とは人が体を動かす「運動」と「生活活動」をいう。運動とは体力を維持・増進させるジョギング，速歩，水泳，テニスなどで，生活活動とは日常生活における労働，家事，通勤・通学などである。

　現代は身体活動の低下が指摘され，身体活動は生活習慣病の予防に重要であることから，測定方法が検討されている（大河原ら 2015,

大島 2015)。

国民健康・栄養調査においては歩数調査が長期にわたって実施され，客観的な身体活動量の把握に簡便な歩数計（万歩計）は広く活用されている。加速度センサ方式の歩数計では，一定時間歩行とみなされる振動が継続しない場合は，歩数をカウントしないようにする機能（マスク時間）が設定されていて，実際よりは少ない歩数となる。エネルギー量は身体活動量と摂取エネルギー量のバランスを把握する上で重要である。

1) 歩数

厚生労働省の平成 27 年度国民健康・栄養調査の歩数調査（表 1-9）によると，女性全体の歩数平均は 6,227 歩であった。1 日 10,000 歩は 300kcal のエネルギー消費相当に換算されるので，女性の生活活動によるエネルギー量は約 200kcal 相当といえる。

波多野（1979）の歩数調査では，「主婦：家から出ない 2,570 歩」「主婦：買い物など外出 5,680 歩」「サラリーマン：休日在宅 2,850 歩」「サラリーマン：マイカー通勤 3,620 歩」「大学生：近くに下宿 4,420 歩」「看護師：電車通勤 9,875 歩」であった。

表 1-9　国民歩数平均値（歩 / 日）

	男性	女性
総数	7,194	6,227
20代	8,801	7,319
30代	7,810	7,070
40代	7,793	6,873
50代	8,071	7,028
60代	7,157	6,536
70代以上	5,518	4,267

出典：平成 27 年度国民健康・栄養調査結果の概要より

２）エネルギー量

　身体活動量をエネルギー量から把握する方法には，①推定エネルギー消費量，②食事からのエネルギー摂取量，③総エネルギー消費量がある。

　①推定エネルギー消費量

　推定エネルギー消費量（表 1-10）は，基礎代謝量 60％，食事による特異動的作用 10％，身体活動量 30％で構成される。基礎代謝量とは生きていくための最小エネルギー量で，ベッドで横になり安静にしている状態で測定し体格に依存する。一般成人女性の基礎代謝量は約 1,200kcal，男性約 1,500kcal である。食事による特異動的作用とは，食事をすると体が熱くなったり汗をかいたりするなど消化吸収時のエネルギー量で，食事摂取量に依存する。身体活動量は運動や生活活動によるエネルギー量である。

　日本人の食事摂取基準 2015 年版（厚労省 2016）によると，主婦の身体活動レベルは「Ⅰ（低い）」で，推定エネルギー消費量は 1,700kcal 前後である。妊娠後期は 450kcal が付加され 2,100kcal 以上となる。

　②食事によるエネルギー摂取量

　食事によるエネルギー摂取量（表 1-11）は，平成 27 年国民健康・栄養調査（厚労省 2017）によると，20 〜 29 歳女性のエネルギー摂取量 1,706kcal，30 〜 39 歳 1,652 kcal であり，推定エネルギー消費量とほぼ同量であった。

　妊婦の推定エネルギー量は，妊娠後期の負荷量 450kcal を加えると 2,100kcal 以上となるが，実際の食事によるエネルギー摂取量は

表1-10　推定エネルギー消費量　（kcal/ 日）

身体活動レベル		I （低い）	II （ふつう）	III （高い）
女性　18〜29 （歳）		1,650	1,950	2,200
女性　30〜49 （歳）		1,750	2,000	2,300
妊婦負荷量	初期	50	50	50
	中期	250	250	250
	後期	450	450	450
授乳婦負荷量		350	350	350
男性　18〜29 （歳）		2,300	2,650	3,050
男性　30〜49 （歳）		2,300	2,650	3,050

出典：厚生労働省，日本人の食事摂取基準2015年版，2016を加工。

食事による摂取状況は，体重およびBMIで評価する。

目標とするBMIの範囲（男女兼用）18〜49歳：18.5〜24.9

表1-11　食事によるエネルギー摂取量　（kcal/ 日）

	20〜29歳	30〜39歳	40〜49歳	妊婦	授乳婦
女性	1,706	1,652	1,706	1,713	1,919
男性	2,222	2,161	2,168	—	—

出典：厚生労働省：平成27年国民健康・栄養調査の結果を加工。

1,713kcal であった。妊婦のやせ傾向は胎児の低体重に関連し，将来，子どもの成人病発症が指摘されているので注意が必要である。授乳中は母乳分泌のため妊娠期よりは多く 1,919kcal を摂取していた。

男性のエネルギー摂取量は，20 ～ 29 歳 2,222 kcal，30 ～ 39 歳 2,161 kcal であり，推定エネルギー消費量を下回った。

③総エネルギー消費量

総エネルギー消費量（表 1-12）の測定は，以前は実験室での大がかりで高価な機器で実施された。近年は簡便に把握する方法として，自分で記入する生活活動記録（タイムスタディ法），国際標準化身体活動質問表（IPAQ）の Long Version（LV）と Short Version（SV），加速度計（ライフコーダ，CSA）などがある。測定方法を比較検討した結果，総エネルギー消費量は LV，生活活動記録，ライフコーダ，CSA，SV の順に高かった（村瀬ら 2002）。

ライフコーダで表示されるエネルギー量は，特異動的作用によるエネルギーはカウントされないので，実測値より 10%低い値と考える。

柳井ら（2006）の男女大学生を対象にしたダグラスバッグ法による基礎代謝量と生活活動記録（タイムスタディ法）による，基礎代謝量は男性 1,570kcal，女性 1,228kcal で成人の平均値であった。

総エネルギー消費量は，男子大学生 2,542kcal，女子大学生 1,928kcal で，男女とも身体活動レベルⅡ（ふつう）と推定された。しかしながら，食事からのエネルギー摂取量は男子大学生 1,828 kcal，女子大学生 1,642 kcal で，男子大学生の摂取量は総エネルギー消費量をかなり下回ったが，体重減少はなかったことから，男子大学生は摂取量を過小評価しているのではないかと報告した。

赤井ら（2014）は，女子大学生を対象に，ライフコーダで総エネルギー消費量と歩数を調査し，総エネルギー消費量は 1,941 kcal で身体

活動レベルⅡ，歩数は12,043歩で高い身体活動量と報告した。対象者の夜間睡眠時間は7時間以上で健康状態は普通で活動的な生活であった。

　樋口ら（2003）は若年男女と高齢男女を対象に，ライフコーダで総エネルギー消費量と歩数，運動量を調査した。歩数は高齢男性5,753歩，高齢女性6,570歩，若年男性9,574歩，若年女性9,886歩であった。24時間総エネルギー消費量は，高齢男性1,707kcal，高齢女性1,476kcal，若年男性2,371kcal，若年女性2,029kcalであった。運動量は高齢男性138.7kcal，高齢女性136.6kcal，若年男性329.4kcal，若年女性311.8kcalであった。

表1-12　総エネルギー消費量　（kcal/ 日）

著者(年)	対象	基礎代謝量	総エネルギー消費量	エネルギー摂取量	歩数(歩)	運動量
樋口ら(2003)	高齢男性	―	1,707	―	5,753	138.7
	高齢女性	―	1,476	―	6,570	136.6
	若年男性	―	2,371	―	9,574	329.4
	若年女性	―	2,029	―	9,886	311.8
柳井ら(2006)	男子大学生	1,570	2,542	1,828	―	―
	女子大学生	1,228	1,928	1,642	―	―
赤井ら(2014)	女子大学生	―	1,941	―	12,043	―

7 体力

Ⅰ）体力の標準値

20 ～ 40 歳の体力（表1-13）を筋力，背筋力，脚筋力，肺活量，持久力からみると，女性の筋力は男性の約60％である。筋力は加齢に伴い低下するが，握力の低下は緩やかで，筋肉の約70％を占める下肢の筋力の低下が著しい（東京都立大学体力標準研究会2000，公益財団法人長寿健康振興財団）。

高齢になると筋繊維が痩せて筋力は低下し，血液循環機能，呼吸機能，消化機能，骨関節機能など全身に影響を及ぼす。高齢期には足が上がりにくくなり，すり足で歩きわずかな段差につまずき転倒し，骨折しやすい。特に女性は閉経後に骨量は急激に低下するので，男性よりも骨折するリスクが高い。大腿骨骨頭骨折をすると，寝たきりになるリスクが高く女性の生活の質は低下する。思春期女子がダイエットや過激なスポーツで無月経になると，女性ホルモンが低下し，骨量が下がるので注意が必要である。

表1-13　20 ～ 40 歳の体力の標準値

	女性	男性	注　意
握　力（kg）	30.4～28.7	49.3～48.3	女性18kg　男性26kg
背筋力（kg）	85.0～84.4	144.4～138.0	要注意　48～53Kg
脚筋力（kg）	262.0～200.0	500.0～358.0	
脚伸展パワー（W/kg）	21～14	32～23	
肺活量（ml）	3000～2575	4380～3610	低下が認められる（1700ml以下）
最大酸素摂取量（ml/kg/分）	32～31	38～37	

出典：東京都立大学体力標準研究会：新・日本人の体力標準値，2000を加工。
脚伸展パワー，最大酸素摂取量：公益財団法人長寿健康振興財団

筋力低下は毎日の生活で予防できるので，健康で快適な老後のために自分に適した筋力トレーニングが必要である。思春期は筋力が増大する時期で生涯の筋力を貯金する時期（貯筋）といわれ，適切な運動習慣は大事だが，過激なスポーツは身体への負担が大きく注意が必要である。

　高齢社会となったわが国では，高齢者の健康寿命は重要で，谷口（2015）は握力低下（女性 18.0kg 以下，男性 26.0kg 以下）や身体活動が低い人は認知機能低下が発生しやすいと報告した。

２）妊娠中と産後の体力

　「女は弱し，されど母は強し」とよく言うが，産後の母親は，体重が毎日増加する子どもを，１日に何度も抱いたり，おんぶしたりするので体力の増加が予想される。

　また，都市部では幼稚園・保育園の送迎や買い物などで，自転車の前後に子どもを乗せている母親をよく見かける。筆者の知人に子どもを前後に乗せて第３子をおんぶしていた母親がいた。自転車の転倒で子どもが死亡するという痛ましい事故が報道されるが，母親らは危険をおかしてまで，子育てに一生懸命である。

　佐久本ら（1977）の母親の体力調査（表 1-14）では，妊娠初期，妊娠中期，妊娠末期，産後７日，産後１ヵ月の握力と背筋力を計測し，体力診断別による高位群，中位群，低位群に分類した。

　握力【高位群】は妊娠初期 28.9kg，中期 29.3kg，末期 28.5kg，産後７日 28.5kg，産後１ヵ月 27.5kｇであった。【中位群】は妊娠初期 24.9kg，中期 26.2kg，末期 24.1kg，産後７日 28.5kg，産後１ヵ月 26.5kg であった。【低位群】は妊娠初期 23.6kg，中期 23.8kg，末期 24.8kg，産後７日 24.7kg，産後１ヵ月 21.2kg であった。握力は体力別３群において妊娠初期から産後７日までの値は，ほとんど変化が認

められなかったが，産後1ヵ月には産後7日より3群とも低下した。

背筋力測定は下腹部への影響を考慮して産後1ヵ月に測定し，高位群53.8kg，中位群41.8kg，低位群28.8kgであった。

佐久本ら（1978）はさらに，産後1ヵ月から8ヵ月まで縦断的に握力と背筋力を測定した。握力は【産後1ヵ月】25.9kg，【2ヵ月】28.6kg，【3ヵ月】29.5kg，【8ヵ月】31.8kgと増加した。背筋力は【産後1ヵ月】56.0kg，【2ヵ月】60.9kg，【3ヵ月】65.2kg，【8ヵ月】68.6kgで握力と同様に増加した。握力と背筋力は全国平均より低いが，月数につれて増加しているので，育児によって筋力はアップしたと推測される。

心肺（全身）持久力を評価する最大酸素消費量は，これ以上運動ができない状態まで運動を行い，その際にどの程度，酸素を取り入れることができるかというもので，生活習慣病の予防から注目されている。産後の母親に関する持久力の調査はない。女子学生を対象とした最大酸素消費量（藤沢2012）では，平均値42.2ml/kg/分で，基準値29.8～54.8 ml/kg/分の範囲内であった。

表1-14　妊娠中および産後の握力と背筋力

	体力診断別	項目	妊娠初期	妊娠中期	妊娠末期	産後7日	産後1ヵ月
佐久本	体力高位群	握力	28.9	29.3	27.9	28.5	27.5
(1977)		背筋力	–	–	–	–	53.8
	体力中位群	握力	24.9	26.2	24.1	28.5	26.5
		背筋力	–	–	–	–	41.8
	体力低位群	握力	23.6	23.8	24.8	24.7	21.2
		背筋力	–	–	–	–	28.8
佐久本			産後1ヵ月	産後2ヵ月	産後3ヵ月	産後8ヵ月	
(1978)		握力	25.9	28.6	29.5	31.8	
		背筋力	56	60.9	65.2	68.6	

単位：kg

8　産後の思い

1）子育てがつらい・子どもが可愛くない

　大日向（1999, 2013）は，育児雑誌3社の協力を得て，全国の乳幼児をもつ母親6,000名を対象にした調査の中で，「あなたは子育てをつらく思うことがありますか？」と「子どもが可愛く思えないことがありますか？」という質問をした。回答をした母親の9割が「子育てをつらくおもうことがある」，8割が「子どもを可愛く思えないことがある」と回答した。

　子育てをつらく思う理由には，「自分の時間がない」「思うように外出できない」で，子どもを可愛く思えない理由は「子どもが言うことをきかない」「自分が疲れている」「子どもが外でぐずる」などが上位であった。

　高江（2012）は，育児雑誌のアンケートに回答した29,000通から無作為に抽出した11,414通を集計し，「自分の子どもはかわいい」とする母親は8割，「子どもを可愛く思えないときがある」とする母親は約7割いて，母親は相反する気持ち（アンビバレンス）であったと述べた。

2）子どもに対する否定的感情と衝動的行動

　菅野ら（2000）は，初産婦を対象に「子どもに対する母親の否定的感情」を縦断的に生後1年間追跡調査した。生後6ヵ月までは「子どもの泣く理由がわからない」ことで否定的感情を持ち，6ヵ月から12ヵ月になると「あと追い」「いたずら」「ぐずる」などの子どもの成長発達に伴う行動に対して否定的感情を持った。

　金岡ら（2002）は，生後4ヵ月・1歳6カ月・3歳6カ月時の乳幼

児健康診査受診の核家族の母親を対象に，育児に対する否定的感情について調査した。育児に対する否定的感情は，経産婦が初産婦より有意に高い傾向がみられ，子どもの成長に伴って否定的感情が有意に高くなった。

野口ら（2000）は，0〜4歳児をもつ有職の母親を対象に，子どもに対する衝動的感情について調査した。衝動的感情をもつ母親は90.5％を占め，「育児の心配がある」「子どもが3歳以上」「子どもの数が2人以上」の母親に高率であった。約半数の母親は「子どもを叱りとばし」，33％の母親は「思わずたたいて」いた。衝動的感情は，金岡らと同様に年齢が高くなるに伴って増加し，子どもを思わずたたく反応は，「夫に対す不満」や「子どもへの否定的感情がある」ときに高率であった。

井出（2006）も，母親の子どもに対する衝動的行動の割合は，子どもの年齢が高くなるに伴って増加し，育児不安が強い時や抑うつなどの精神状態が悪い時，さらに夫婦関係がよくない時に衝動的行動をとりやすいことを示唆した。

加藤（2003）の調査で，「育児でイライラすることは多いか」の質問の回答では，1981年の10.8％より2000年には30.1％と増加していて，「育児でイライラすることは多いか」と「どちらともいえない」を合わせると，1981年では52.6％であったが，2000年は73.9％と，子育てでイライラする人が増加した。

3）子どもの欲求がわからない

新生児や乳児は「泣くこと」で欲求を訴えるが，子育て未経験の初産婦は，出産直後は子どもの欲求が判断できず迷い悩むことが多く，子どもの激しい泣き声は不幸な事故にもつながることがある。

加藤（2003）の調査では，出産前に乳幼児の世話をしたことがなかった母親は，1981年の39.3％から2000年には64.4％に増加した。少

子化の中で育った母親は，乳幼児の世話の経験が少なく不安をいだきやすい。

西海ら（2008）は，第1子の産後1週，2〜3週，5〜7週における不安得点の比較で，産後2〜3週で不安は最も高く，「子どもの泣きに関するストレス」が強く影響したと述べた。

難波ら（1997）は，産後4週間までの母親を3回家庭訪問して，泣きの対処行動について調査した。対象者すべての母親が，子どもが泣くと「授乳」「おむつ交換」「抱く・あやす」などを試行錯誤して判断基準を獲得していた。

4）妻の夫への愛情が激減

ベネッセ次世代育成研究室（2011）は，「はじめての子どもを出産後の夫婦の愛情の変化」に関する調査を同じ夫婦で2年間追跡調査した。

妊娠期の愛情は夫・妻共に74.3％と高かったが，「妻の夫への愛情」は出産後0歳児期45.5％，1歳児期36.8％，2歳児期34.0％と，子どもの成長に伴って急激に低下した。一方，「夫の妻への愛情」は0歳児期63.9％，1歳児期54.2％，2歳児期51.7％で妻よりは高かった。

伊藤ら（1998）の調査でも，子どもの誕生によって夫・妻ともに時間が経つにつれて愛情は低下し，特に9ヵ月目の愛情得点は特に低く，結婚の否定的側面が増加し，出産によって結婚の質が低下した。

平成29年の離婚件数212,262件のうち，同居をやめた時期は2年未満が14.2％であり，産後は離婚の危機もあり得る（厚生労働統計協会2018）。

5）父親（夫）に不満

日本の父親が育児に費やす時間は諸外国に比べて低く，田中ら

（2003）の調査は，産後の夫の育児参加が低い母親ほど「気力の減退」「イライラの状態」「抑うつ感」「慢性疲労」が高いことを指摘した。

西出ら（2011）の調査は，母親の背景別の心の健康度得点は，「乳児の月齢4ヵ月以下」「就業状況は有職者」「育児経験あり」「経済的ゆとり感」は有意に高く，「子どもの人数2人」は1人と3人より有意に低い結果であった。また，母親の心の健康度には，夫からの情緒的サポートと夫以外の人からの情緒的サポートが重要であることを示唆した。

ベルスキーら（1995）は，親への移行期に結婚生活が悪化する場合が多いことを指摘し，ダン（2017）は，自身の結婚生活を振り返り，仲睦まじく暮らしていた二人が一人娘が生まれてから夫とのいさかいが絶えなくなり，男女の認識の差を縮めることが重要と述べた。

6）第2子出産後に母親の生活満足度は低下

樋口ら（1999）の調査で，女性の生活全般満足度は婚約期から新婚期にかけて上昇した。しかし，母親の「出産時期における生活満足度」は「満足」と「どちらかといえば満足」の合計は，第1子76.5％，第2子59.0％，第3子56.4％と子ども数が増えるにつれて満足度は低下した。特に，第2子出産後に「どちらかといえば不満」が第1子と第3子に比べて有意に増加した。

西出ら（2011）も，母親の心の健康度は子どもの人数が2人の場合は，1人と3人よりも健康度は有意に低いことを指摘した。

7）父親の思い

子育ての問題提起は母親側からの報告が多いが，子育ては母親と父親の協力が必要で，父親側からの報告もなければ片手落ちである。

第一次産業が主だった，かつての父親は子育てに関わっていたが，

明治維新の富国強兵政策から昭和 30 年代の高度経済成長期にかけて，子育ての性別分業が強くなり，子育ては母親の役割と認識されるようになった。

しかし，1970 年代から母親への負担が社会問題化し，父親の役割が奨励され「仕事と育児」両方を志向する若者世代が増えてきた（斧出 2003）。

1990 年代には「父親の子育て支援」が展開されるようになり，1999 年に厚生省（現厚生労働省）は「子育てをしない男を父とは呼ばない」とする標語を掲げ，父親の子育て参加を奨励した。その後，進行する少子化を背景に国は少子化対策として「父親の子育て支援」や「幼児教育・保育の無償化」などを政策的課題としている。

冬木（2008）は父親のストレスとして，❶帰宅後，子どもや育児のために家庭で落ち着けない，❷仕事のために子どもと十分にふれあいがとれない，❸育児に対する妻からの期待に応じられていない，などの心理的負担を感じている者が多いと指摘した。

8）子育てが上手だった日本人

幕末に来日したイギリスの初代駐日公使オールコック（1962）は，「子どもが歩けるようになるまでは，母親の背中に結びつけられているのがつねである。・・・幼い子どもの守り役は，母親だけとはかぎらない。江戸の街頭や店内で，はだかのキューピッドが，これまたはだかに近い頑丈そうな父親の腕にだかれているのをみかけるが，これはごくありふれた光景である。父親はこの小さな荷物をだいて，見るからになれた手つきでやさしく器用にあやしながら，あちこち歩きまわる」と描写した。

明治初期に来日したバード（1973）は「私は，これほど自分の子どもをかわいがる人々を見たことがない」と記した。

また，モース（1970）は「小さな子どもを一人家へ置いて行くようなことは決してない」と書き，母や年長の少女の背中に負ぶわれて愉快そうな子どもの様子を記した。

　幼い子どもの日常の世話（食事・清潔・遊び・泣き）は手間や時間がかかる。江戸末期の下級武士で柏崎日記を書いた渡邉勝之助の家にも子守りの少女がいたが，勝之助は率先して子育てを手伝ったと記述した。また，母親の産後や病気の時などは，近隣の年上の女性たちがよく行き来して，長屋の仲間の武士家族と家族ぐるみの付き合いをしてお互いに助け合った。子どもは毎日，子守りと町まで遊びに出かけ，満2歳半頃には一人で近所に遊びに行き，多くの人が子どもに関わった。勝之助は子どもがグズった時は，裸にして懐に抱き寝かせ，宿直の時には，子どもが職場までやってきて，一緒に泊まることもよくあった（渡邉1839，太田1994，中江2003）。このように，幕末や明治初期は子どもの病気や貧困による苦難はあっても，子どもの育て方で悩むことはなかったのではないだろうか。（一方，16世紀半ばに来日したフロイス（1970）は間引きや堕胎を指摘した。）

9）なぜ子育てが困難になったのか

　牧野（1982）は，子育て困難の要因として次のようにまとめた。
❶母親側の特徴は，生活の充実感・幸福感を感じている，あるいは仕事や趣味を持っている，子どもから離れてしたいことができる母親は育児不安が低く，子どもが生きがいであると考え，子どもとの心理的距離が近い母親ほど育児不安が高い。❷子ども側の特徴は，子どもの育てにくい気質や二人目の子どもを育てている場合は育児不安が高い。❸家族関係・夫婦関係は，父親の育児参加や夫婦の会話が多い場合は不安が低い。❹社会的サポートは，近所づきあいの多い母親，家族以外の人との会話が多い母親は育児不安が低い。

大日向（2007）は，「子どもがかわいくないと思った原因」について，❶自分の時間がまったくない，❷夫が育児に協力してくれない，❸姑と同居している，❹子育てがわからない不安，❺睡眠不足，❻仕事をやめたこと，❼子どもがきらい，とまとめた。

さらに，「子どもがかわいくないと思ったとき，どうしますか？」について，❶イライラして手をあげてしまう，❷あんたなんかきらいと言ってしまう，❸その場から離れて気分転換をする，❹子どもを放っておく，❺夫にあたる，❻もともと子どもはきらいと思う，❼ブログにぐちを書き込む，❽子どもを置いて外出してしまう，とまとめた。

現代の母親が子育てに悩むようになったのは，一言で言えば第二次世界大戦後の男性は仕事，女性は育児という性別分業制にあるといえる。

社会の歯車の中で，子育てについて母親だけでなく父親も苦しんでいる。

国や自治体は家庭の幸福と，社会のよりよい未来のために解決策を図っているが，なかなか有効策が見いだせないのが現状であろうか。

別表1　産後疲労研究に関するリスト（1963〜2016年）

No	第一著者	タイトル	出典	年
1	住吉秀夫	妊産褥婦の疲労に関する研究	産婦人科の世界15(8)981-992	1963
2	菅原まさ	妊婦・授乳婦の労働と疲労に関する研究（第1報） 妊婦・授乳婦のエネルギー代謝	労働科学43(1)58-68	1967
3	菅原まさ	妊婦・授乳婦の労働と疲労に関する研究（第2報） 事務作業をする妊婦・授乳婦の疲労現象	労働科学43(2)102-110	1967
4	吉川陽子	産褥期の疲労について	看護研究11(3)12-19	1978
5	佐々木保行	乳幼児をもつ専業主婦の育児疲労（第1報） －生活心理学的アプローチ－	宇都宮大学教育学部 紀要29(1)21-40	1979
6	佐々木保行	乳幼児をもつ専業主婦の育児疲労（第2報） －生活心理学的アプローチ－	宇都宮大学教育学部 紀要30(1)11-25	1980
7	渡辺玲子	分娩・産褥疲労についての一考察	母性衛生21(2)107-110	1980
8	山村知恵子	産褥期における疲労について	母性衛生20(4)13-17	1980
9	吉川陽子	分娩による疲労についての検討	母性衛生20(4)32-39	1980
10	江守陽子	産褥期の疲労感について-自覚症状調査の分析結果から-	母性衛生22(2)52-57	1981
11	石村由利子	分娩の疲労とCPK活性値の変動	母性衛生23(2)2-7	1982
12	飯田美代子	母親の疲労	助産婦40(6)45-48	1986
13	江守陽子	分娩後の婦人の疲労感について-自覚症状の分析-	母性衛生28(2)198-210	1987
14	港万里子	入院中の産褥疲労についての一考察	第20回母性看護分科会収録62-65	1989
15	西脇真言	褥婦の疲労が及ぼす影響について	母性衛生31(2)276-281	1990
16	川合育子	産褥期疲労の経時的変動と関連要因（第1報）	母性衛生32(3)263-271	1991
17	外間登美子	母親の疲労に化する調査 -産後1か月から2か月までのアンケート調査より-	母性衛生38(2)179-181	1997
18	飯田美代子	疲労自覚症状とフリッカー値の推移からみた母親の疲労	愛知母性衛生学会誌15　63-67	1997
19	江守陽子	疲労度から保健指導を考える	ペリネイタルケア 新春増刊号　122-133	1998
20	浅見久子	産褥早期の疲労と関連要因（第1報）-分娩歴による分析-	第31回日本看護学会 論文母性看護31　70-72	2000
21	服部律子	産褥早期から産後13か月の母親の疲労に関する研究（第1報）	小児保健研究59(6)663-668	2000
22	服部律子	産褥早期から産後13か月の母親の疲労に関する研究（第2報）	小児保健研究59(6)669-673	2000
23	飯田美代子	産後の母親の身体活動と疲労症状の変化と子どもへの感情について （第1報）-初産婦と経産婦の1年間の追跡調査から-	愛知母性衛生学会誌20　63-70	2002
24	今井理沙	産後の母親身体活動と疲労症状の変化と子どもへの感情について -初産婦と経産婦の産後2年間の追跡調査から-	愛知母性衛生学会誌21　73-80	2003
25	田中濃由美	乳幼児を抱える専業主婦の疲労度に関する研究 -ストレス・育児行動・ソーシャルサポートに焦点を当てて-	母性衛生44(2)281-288	2003
26	岡山久代	産褥早期の身体活動・休息と主観的疲労感の関係 -入院形態および授乳形態による比較-	日本看護医療学会誌6(1)5-14	2004
27	國分直佐代	出産後6ヵ月までの母親の身体活動と自覚疲労の推移	母性衛生43(2)260-268	2004
28	永瀬つや子	産褥女性の日常生活身体活動量と不安・疲労の変化 -初産婦と経産婦の比較	南九州看護研究誌3(1)33-42	2005
29	飯田美代子	出産後2年間の母親の身体活動と自覚疲労および感情の変化	母性衛生46(1)87-99	2005
30	大石恵美子	産後3年間の母親の身体活動と自覚疲労 -経産婦の追跡調査から-	日本ウーマンズヘルス 学会誌4　75-80	2005
31	西谷理沙	第1子および第2子出産後1年間の 1母親の身体活動量と自覚疲労の比較	群馬県立健康科学 大学紀要1　97-104	2006
32	菊池さやか	分娩経過と産後疲労の関連 -日本産褥協会選定　自覚症状調査表を用いて-	神奈川母性衛生学会誌9　25-28	2006
33	飯田美代子	第1子および第2子産後6ヶ月間の歩数と自覚疲労の比較 -2事例の継続調査より-	共創福祉4(2)79-83	2009
34	山崎圭子	わが國における産後の疲労感に関する文献検討	日本母子看護学会誌6(2)31-39	2012
35	川村朝美	産褥早期の褥婦の疲労に及ぼすバックケアの効果	三重県立看護大学紀要16　27-33	2012
36	河田みどり	産後の疲労と授乳の関連	千葉科学大学紀要6．103-110	2013
37	山崎圭子	「産後の疲労感」の概念分析	日本母子看護学会誌7(1)1-10	2014
38	山崎圭子	感覚距離等分法、SF-36、唾液コルチゾールを用いた 産褥早期の母親の疲労感の評価	東邦看護学会誌12　7-12	2015
39	高橋優美	産褥期の疲労に関する看護の効果についての文献検討	東京女子医科大学 学術リポジトリ　12-18	2016

第2章

産後調査

1 調査方法

①自覚症状：日本産業衛生学会産業疲労研究会の自覚症状しらべ
（1970）に起床時と16時の自覚症状を記入, 産後4日〜2年調査。
本書では, 起床時のみ掲載。

②睡眠時間：就床時刻・起床時刻・夜間覚醒時刻・午睡時刻を記入,
産後4日〜2年調査。

③授乳回数：24時間記録用紙に, 授乳時刻を記入。産後4日〜6
ヵ月調査。

④フリッカー値：午前9時と16時に病室・家庭を訪問して, OG
技研製デジタルフリッカー測定器で上昇法により5回測定し
最大値を使用, 産後4日〜6ヵ月測定。本書では9時の測定
値のみ掲載。

⑤身体活動量：スズケン社製ライフコーダを腰に3日間装着し, 2
日目の24時間の歩数, 活動時間, 総消費量のデータを使用。
身体活動強度は弱い順に運動強度0（主に睡眠）, 微小運動（主
に室内での動作）, ゆっくり歩行（普通の速さ）, 速歩, ジョ
ギングに分類。本書の24時間活動時間は運動強度0を除いた
微小運動〜ジョギングまでの合計時間。産後4日〜2年測定。

⑥体力測定：東京大学教育学部宮下充正教授（1992年当時）研究
室の体力測定室で測定。事例経産婦の肺活量, 握力（タケイ

GRIP DYNAMOMETER)，背筋力 (タケイ BACK MUSCLE)，脚伸展パワー（タケイ KICKFORTH 両足けり），最大酸素消費量（COMBI AEROBIKE DYNAMOMETER 負荷量 75％）を妊娠 37 週～産後 1 年測定。

⑦子育て状況に関する調査：産後 3 ～ 8 ヵ月の母親に質問紙を郵送配布し回収。

子どもへの肯定的感情・否定的感情の有無，夫の家事・育児協力の有無，母親の生活満足度・夫への満足度，母親の希望。

2　自覚症状しらべの推移

【産後の自覚症状しらべの概要】

＊産後 3 ～ 4 ヵ月の母親の自覚症状は主婦の数倍であった。

＊産後直後の自覚症状は I 群「ねむけとだるさ」が主であった。

＊自覚症状は産後月数の経過に伴って減少したが，産後 1.5 ～ 3 ヵ月に一時的に増加した。

＊産後数ヵ月頃から「イライラ」など精神的な自覚症状が増加した。

＊初産婦は経産婦より自覚症状の訴え数が多く長期に続いた。

【図2-1】は対照群(医療系女子短大生17名,有職事務職女性24名,有職製造職女性7名)の自覚症状の訴え数を示した(大石ら2003,2004)。

吉竹(1973)の調査では,主婦の自覚症状の訴え率は10%以下で訴え数に換算すると3個以下となる。吉竹は起床時には疲労感が全くないのが望ましいが訴え数2～3個までは少ないとした。

対照群の自覚症状訴え数は女子短大生9.2個,事務職1.4個,製造職4.1個であった。女子短大生の訴え数の多さが際立つが,女子短大生は昼間の授業の他に,後述するが深夜に及ぶ宿題の多さで睡眠不足であった。事務職女性の訴え数は少なく,製造職女性は一日中立ち仕事のため事務職女性よりはやや疲れていた。

図2-1 対照群の自覚症状(吉竹1973,大石ら2003,2004)

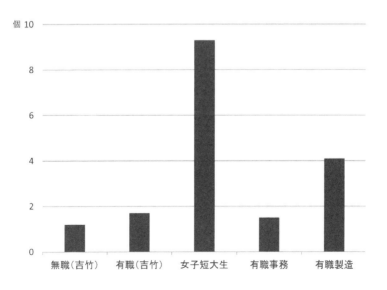

【図2-2】は母子同室制の病院で出産した初産婦17名の産後4日〜6ヵ月までの自覚症状の推移を示した（飯田1986）。

産後4日の訴え数が最も多く7.3個であったが、産後1ヵ月には3.2個に減少した。しかし、産後1.5ヵ月に4.8個に増加し、その後減少して産後4ヵ月以降は3個以下となった。訴え項目はⅠ群の「ねむけとだるさ」が多く、産後4ヵ月頃には疲労感は減少することから夜間睡眠の改善が考えられた。

24時間の母子同室は一時的に訴え数は増加するが、育児に慣れて退院するメリットがある。産後1ヵ月検診後は家族の手伝いも減り、出産前と同程度の家事量に戻ることが、産後1.5ヵ月の訴え数増加に影響したと考えられる。

図2-2　初産婦の自覚症状（飯田1986）

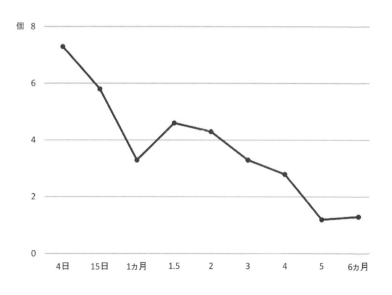

【図 2-3】は事例 A（初産婦）の産後 4 日～ 4 ヵ月の自覚症状の訴え数の推移を示した（飯田ら 1997）。

児が保育器収容のため産後 3 日から新生児室での授乳を開始し、産後 6 日から 24 時間母子同室となり産後 12 日に退院した。

産後 4 日の訴え数は 6 個であったが、24 時間母子同室開始後の産後 10 日は I 群の「ねむけとだるさ」を主とした 16 個まで急増、1 ヵ月には 10 個に減少した。しかし、1.5 カ月に 15 個と再び増加し、産後 2 ヵ月は 2 個となり、産後 3 ～ 4 ヵ月には訴え数はゼロとなった。従って、事例 A も図 2-2 と同様に産後 1.5 ヵ月に訴え数が一時的に増加し、産後 4 ヵ月頃には疲労感は減少した。このことから産後 3 ～ 4 ヵ月は産後疲労の転換点と考えられる。

図 2-3　事例 A の自覚症状（飯田ら 1997）

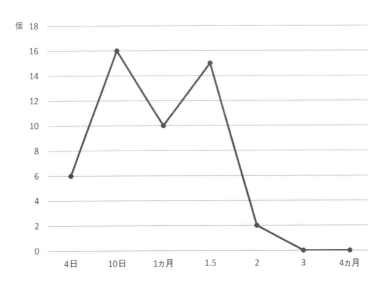

2　自覚症状しらべの推移

【図2-4】は母子同室制の病院で出産した初産婦5名・経産婦5名の産後4日から6ヵ月までの自覚症状の訴え数の推移を示した（国分 2004）。

全期間を通して初産婦の訴え数は経産婦より多かった。訴え数は産後2ヵ月までは減少傾向であったが，初産婦・経産婦ともに産後3ヵ月に再び増加し，産後4ヵ月から減少した。図2-2と図2-3では産後1.5ヵ月に一時的に増加したが，図2-4では産後3ヵ月と月数はずれているが同様のパターンを示し，産後4ヵ月からは疲労感は減少傾向となった。

図2-4　初産婦・経産婦の自覚症状（国分ら 2004）

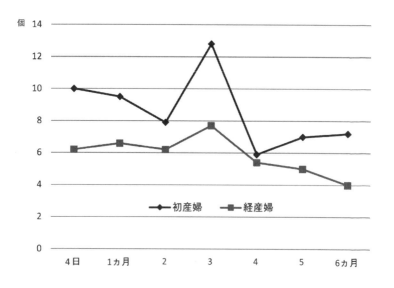

【図 2-5】は母子異室制の病院で出産した事例 B（初産婦）・事例 C（経産婦）の産後 1 ヵ月から 24 ヵ月までの自覚症状の訴え数の推移を示した（飯田ら 2005）。

全体的に初産婦が経産婦より訴え数が多く，産後 6 ヵ月頃から「イライラ」などの精神的症状を訴え，産後 2 年目になっても訴えが続いた。初産婦は産後 3 ヵ月に，経産婦は産後 6 ヵ月に訴え数が一時的に増加した。また，経産婦は産後 11 〜 13 ヵ月に訴え数が急増したが，これはアトピー性皮膚炎の悪化による体調不良の影響で，産後 2 年目の訴え数は減少した。

図 2-5　事例 B（初産婦）・C（経産婦）の自覚症状（飯田ら 2005）

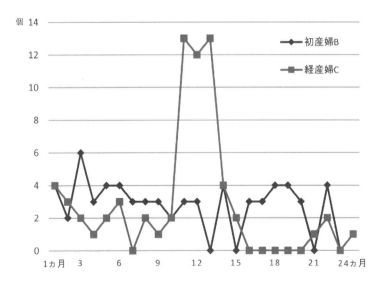

【図2-6】は事例Bの第1子・第2子出産後1〜12ヵ月までの自覚症状の推移を示した（西谷ら 2006）。

産後4ヵ月までは、第2子出産後は第1子の時より自覚症状の訴え数が多いが、産後5ヵ月から第2子の時は2〜0個に急減し、図2-4と同様に経産婦の方が自覚症状の訴え数は少なかった。

図2-6　事例B（第1子・第2子）の自覚症状（西谷ら 2006）

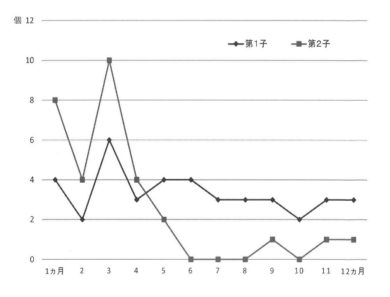

3 睡眠時間の推移

【産後の睡眠時間の概要】

＊入院中の睡眠時間は4〜6時間，産後1ヵ月以降は6〜8
　時間であった。

＊入院中の睡眠時間は初産婦は経産婦より短いが，産後1ヵ月
　以降は初産婦は経産婦より長かった。

＊同一母親の第1子と第2子の時の睡眠時間は，第1子の時
　が第2子の時より僅かに長かった。

＊経産婦の睡眠時間は，産後2年目になると産後1年目より
　長かった。

【図2-7】は対照群（医療系女子短大生 17 名，有職事務職女性 24 名，有職製造職女性 7 名）の睡眠時間を示した（大石ら 2003，2004）。

平均睡眠時間は女子短大生 5.2 時間，事務職女性 6.4 時間，製造職女性 6.6 時間で，女子短大生は NHK 調査 2015 の国民全体 7.25 時間より 2 時間も短く，自覚症状の訴え数（図 2-1）の多さに影響したと考えられた。事務職女性と製造職女性の睡眠時間も国民全体より短いが，女子短大生より自覚症状の訴え数は少なく，子どもの最少年齢は 1 歳 2 ヵ月だったことから，夜間の一続きの睡眠が確保できたことが関連したと考えられた。

図 2-7　対照群の睡眠時間（NHK2016，大石ら 2003，2004）

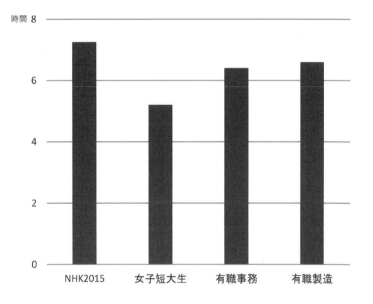

【図2-8】はA総合病院,B産婦人科医院,C助産院で出産した母親（各々20名）の産後4日の睡眠時間を示した（岡山ら2004）。

3施設の総睡眠時間は6.28〜6.45時間で,国民全体の7.25時間より約1時間短かった。A総合病院は母子異室制で規則授乳のため夜間睡眠は長く,B産婦人科医院とC助産院は,母子同室制で自律授乳のため夜間睡眠が短く昼間の睡眠が長くなった。

図2-8 産後4日の施設別睡眠時間（岡山ら2004）

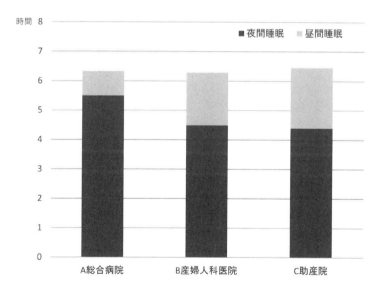

【図 2-9】は母子同室制の病院で出産した初産婦（17 名）の産後 4 日〜6 ヵ月の睡眠時間の推移を示した（飯田 1986）。

最小睡眠時間 6.5 時間，最大 7.3 時間で平均睡眠時間 6.8 時間で，国民全体 7.25 時間より約 0.4 時間短かった。総睡眠時間では対照群の事務職・製造職の睡眠時間と大差なかった。

図 2-9　初産婦の睡眠時間（飯田 1986）

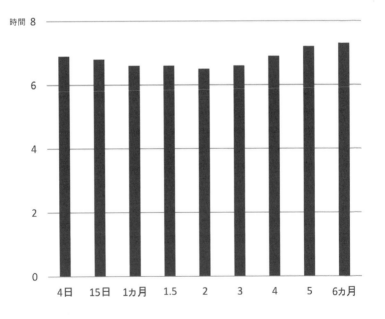

【図2-10】は母子同室制の病院で出産した初産婦（5名）・経産婦（5名）の産後4日〜6ヵ月の睡眠時間の推移を示した（国分ら2004）。

産後4日の睡眠時間は初産婦4.2時間で経産婦より睡眠時間は1.3時間も短かった。このことは初産婦は不慣れな育児に時間がかかり，経産婦より睡眠時間が短くなったと考えられた。産後1ヵ月になると，経産婦の睡眠時間は4.8時間で初産婦より1.3時間も短く，赤ちゃんと上の子どもの世話で多忙と考えられた。産後3ヵ月までの睡眠時間は初産婦・経産婦ともに6時間以下だが，産後4ヵ月からは6時間以上7時間以下であったが，国民全体の平均よりは短かった。

図2-10　初産婦・経産婦の睡眠時間（国分ら2005）

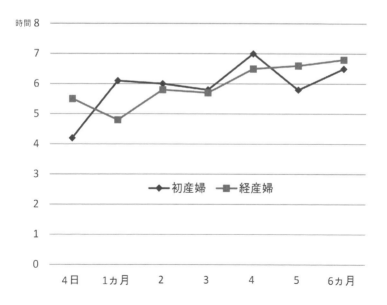

【図 2-11】は母子異室制の病院で出産した事例 B（初産婦）・事例 C（経産婦）の産後 1 〜 24 ヵ月の睡眠時間の推移を示した（飯田ら 2005）。

産後 15 ヵ月までは事例 B・事例 C ともに睡眠時間は 6 〜 8 時間で推移した。産後 16 ヵ月以降は事例 C（経産婦）の睡眠時間が長くなり，産後 1 年以上を過ぎると経産婦の生活にゆとりが出てくると考えられた。

図 2-11　事例 B（初産婦）・C（経産婦）の睡眠時間（飯田ら 2005）

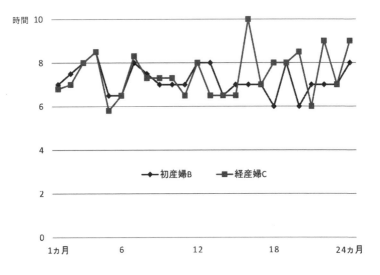

【図 2-12】は事例 B の第 1 子・第 2 子の時の産後 1 〜 12 ヵ月の睡眠時間の推移を示した。睡眠時間は 6 〜 8 時間で推移し，第 1 子出産後が第 2 子出産後より睡眠時間は僅かに長かった（西谷ら 2006）。

図 2-12　事例 B（第 1 子・第 2 子）の睡眠時間（西谷 2006）

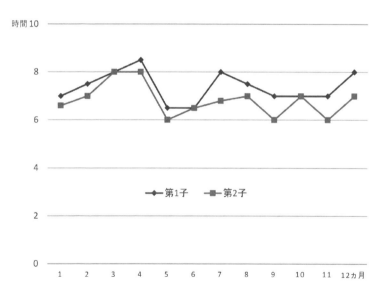

4 授乳回数の推移

【産後の授乳回数の概要】

＊産後1ヵ月頃の授乳回数は1日8〜12回で不規則であった。

＊産後3ヵ月頃には授乳回数は1日6〜7回と一定となった。

＊夜間（23時〜6時）の授乳回数は，産後1ヵ月は2〜3回
であったが，産後3〜4ヵ月頃には1回程度，5ヵ月頃に
は0〜0.2回となった。

【図2-13】は出産施設別の産後4日の授乳回数を示した（岡山ら2004）。

産後4日の授乳回数はA総合病院（母子異室・規則授乳）8.0 ± 0.2回，B産婦人科医院（母子同室・自律授乳）11.4 ± 2.7回，C助産院（母子同室・自律授乳）10.2 ± 2.6回であった。成書には新生児の授乳は3時間ごと8回程度の記載が多いが，赤ちゃんが泣いたら授乳するという自律授乳の場合，実際には1日10回以上の授乳回数と考えられる。産後5日の母乳確率は総合病院65％，産婦人科医院95％，助産院80％と母児同室の自律授乳群に母乳確率は高いことが示唆された。

図2-13　産後4日の施設別授乳回数（岡山ら2004）

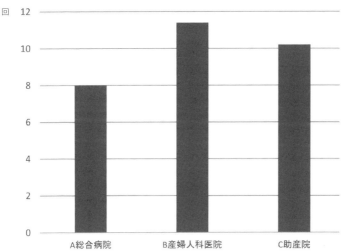

4　授乳回数の推移

【図 2-14】【図 2-15】【図 2-16】【図 2-17】に，母児同室制の病院で出産した初産婦 9 名（母乳 6 名，混合 3 名）と母児異室制の病院で出産した初産婦 8 名（母乳 5 名，混合 3 名）の産後 30 日間の授乳回数の推移を示した（飯田未発表）。

母児同室制における母乳栄養法では，退院後も授乳回数は大体一定だが，混合栄養法では産後 8 ～ 17 日は授乳回数が一時的に増えた。

母児異室制の入院中の 1 日の授乳回数は 6 ～ 7 回であったが，退院直後の 7 日から 25 日までは母乳栄養法も人工栄養法も授乳回数が急激に増加し，特に人工栄養法の増加は著しかった。

図 2-14 から図 2-17 によると，母児同室制で母乳栄養法が確立していると退院後も授乳回数は一定だが，母児異室制で混合栄養法の場合は退院後に授乳回数が著しく増加した。混合栄養法で母乳不足を心配する初産婦は，人工乳を補足することでも悩み，授乳回数が増加すると考えられた。生後 1 ヵ月の新生児にはフリーランがあるが，母児同室制で母乳栄養法の場合は，退院後の赤ちゃんのフリーランが最小になるといえる。

図 2-14 母児同室制の生後 30 日の授乳回数（飯田未発表）

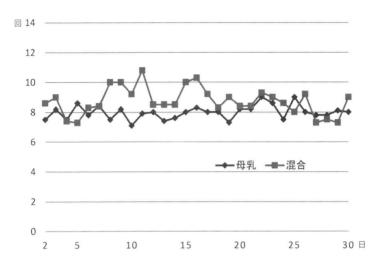

図 2-15 母児異室制の生後 30 日の授乳回数（飯田未発表）

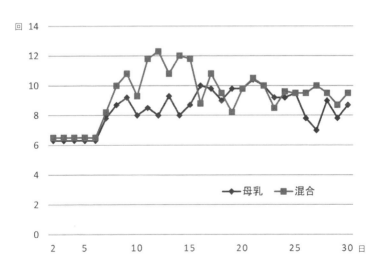

4　授乳回数の推移

図 2-16　母乳栄養法の産後 30 日の授乳回数（飯田未発表）

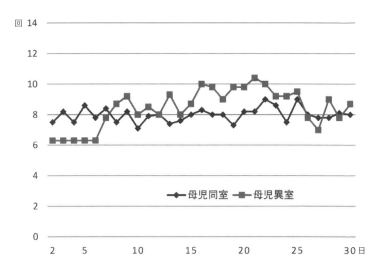

図 2-17　混合栄養法の産後 30 日の授乳回数（飯田未発表）

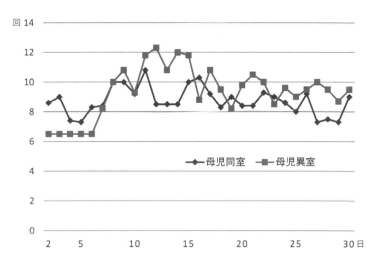

【図2-18】は母児同室制の病院で出産した初産婦（17名）の産後4日〜6ヵ月までの平均授乳回数の推移を示した（飯田1986）。

1日の授乳回数は産後4日目は8回であったが、退院後の産後15日目は9.4回に増加した。その後次第に減少し、産後3ヵ月以降は授乳回数は1日6回程度と一定になった。また、夜間（23時〜6時）の授乳回数は産後4日2.6回、産後15日2.8回、産後1ヵ月2回と次第に減少し、産後3ヵ月からは1回以下となった。初産婦17名の児のフリーランは産後2ヵ月までと推測された。

図2-18　初産婦の授乳回数（飯田1986）

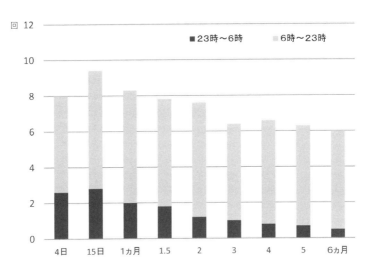

【図 2-19】は母児同室制の病院で出産した事例 A（初産婦）の産後4日～4ヵ月までの授乳回数の推移を示した（飯田ら 1997）。

児は保育器収容のため，産後3日から新生児室での規則授乳は1日8回であったが，産後6日に24時間母児同室となり産後12日に退院した。授乳回数は産後10日10回，産後1.5ヵ月12回に増加して，次第に減少した。夜間（23時～6時）の授乳回数は産後10日と産後1ヵ月は2回であったが，産後1.5ヵ月，2ヵ月は3～4回と増加し，産後4ヵ月には1回に減少した。事例 A では児のフリーランは産後2ヵ月ほど継続したと推測され，図2-18と同様に，産後3～4ヵ月頃には1日の授乳回数は一定となり，夜間の授乳回数は減少した。

図 2-19　事例 A（初産婦）の授乳回数（飯田ら 1997）

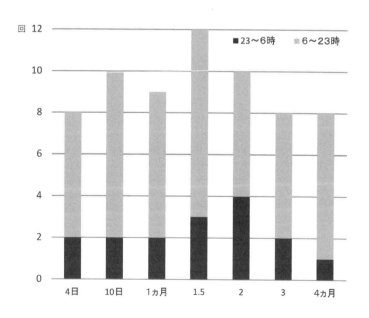

【図2-20】は母児異室制の病院で出産した初産婦11名の産後1～21週までの毎日の授乳回数を週ごとに平均した（飯田未発表）。

　入院中の授乳は新生児室で1日6～7回の規則授乳であった。退院後の産後2～3週は授乳回数は平均9回に増加したが，産後4週からは次第に減少し，産後9週からは6回前後と一定になり，児のフリーランは図2-18と図2-19同様に産後2ヵ月ほどと推測された。夜間の授乳回数は産後2～5週までは2回前後であったが次第に減少し，産後16週からは0.3～0.7回となり産後21週には0回となった。

図2-20　初産婦の産後1～21週の授乳回数（飯田未発表）

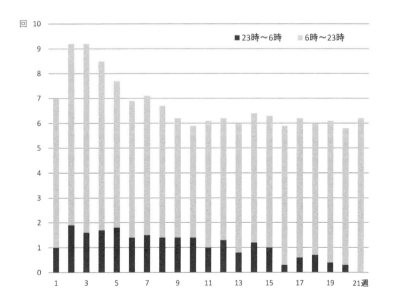

4　授乳回数の推移　　77

図2-13～図2-20の結果から，産後2ヵ月は新生児のフリーラン現象で，特に産後2～3週は子どものリズムが不規則となりやすいと考えられた。しかし，母乳栄養が確立している場合は，混合栄養より退院後の混乱は少ないといえる。また，産後3ヵ月頃には，1日の授乳回数は一定となり夜間の授乳は減少し，児の夜間睡眠の増加と関係した。

　以上のことから，産後1～2ヵ月は母児共に混乱時期であり，母親の不安解決や疲労軽減への支援が最も必要な時期といえる。

5　フリッカー値の推移

【産後のフリッカー値の概要】

＊フリッカー値は産後3ヵ月までは低く，産後4ヵ月から上昇した。

＊フリッカー値は夜間の中途覚醒が多い時期は低く，中途覚醒が減少すると上昇した。

＊フリッカー値は疲労自覚症状が減少すると，逆に上昇した。

【図 2-21】は母子同室制の病院で出産した初産婦（17名）の産後4日〜6ヵ月までの午前9時のフリッカー値の推移を示した（飯田1986）。

産後4日が最低値で産後4ヵ月に最高値となり，産後5ヵ月は低下したが，産後6ヵ月は上昇しているので，産後5ヵ月の低下は一時的と考えられ，産後4ヵ月からフリッカー値は上昇すると推察された。

フリッカー値は睡眠時間が短いと低くなるが，夜間の中途覚醒が減少し睡眠時間が長くなる産後4ヵ月から上昇した。

図 2-21　初産婦のフリッカー値（飯田 1986）

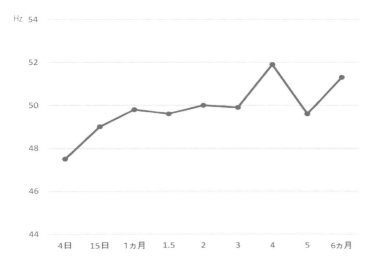

【図 2-22】は母児同室制の病院で出産した事例 A（初産婦）の産後 4 日〜 4 ヵ月までの午前 9 時のフリッカー値の推移を示した（飯田ら 1997）。

産後 1.5 ヵ月に最低値を示し産後 4 ヵ月に最高値となった。図 2-21 と同様に，夜間の授乳回数が減少する産後 4 ヵ月にフリッカー値は上昇した。

第 2 章で述べたようにフリッカー値は睡眠時間が短いと低く，睡眠時間が長いと上昇するので，図 2-21 と図 2-22 の結果から，夜間の中途覚醒が減少し睡眠時間が長くなった産後 4 ヵ月から上昇したと考えられた。

図 2-22　事例 A（初産婦）のフリッカー値（飯田ら 1997）

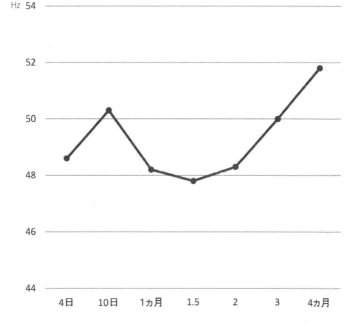

6 身体活動量の推移

1) 歩数

【産後の歩数の概要】

＊入院中の歩数は 1,000 ～ 4,000 歩であった。

＊入院中の歩数は母子異室の母親が母子同室の母親より多かった。

＊入院中の歩数は初産婦が経産婦より多かった。

＊産後 1 ヵ月の歩数は初産婦 4,433 歩，経産婦 5,726 歩であったが，産後 2 ヵ月以降は初産婦 4,000 歩前後に対して，経産婦は 6,500 ～ 8,000 歩と厚労省女性平均 6,227 歩を上回った。

【図 2-23】は対照群（医療系女子短大生 17 名，有職事務職女性 24 名，有職製造職女性 7 名）の 1 日の歩数を示した（大石ら 2003, 2004）。

歩数は女子短大生 5,587 歩，事務職 8,871 歩，製造職 8,799 歩であった。女子短大生は厚労省国民健康・栄養調査 2015 の女性平均 6,227 歩より 640 歩少なく，事務職・製造職は約 2,600 歩多かった。女子短大生の歩数は女性平均より少ないが，自覚症状の訴え数が多く（図 2-1），事務職・製造職は歩数が多いにも関わらず，自覚症状の訴え数が少ないことは，歩数は自覚症状の訴え数には関連しないことが示唆された。

図 2-23　対照群の歩数（厚生省 2016，大石ら 2004）

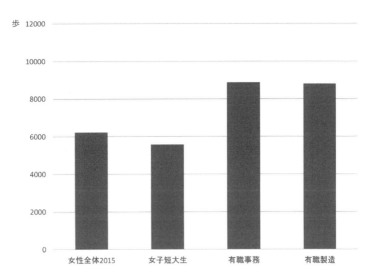

【図2-24】は出産施設別の産後4日の歩数を示した（岡山ら2004）。

歩数はA総合病院20名（母子異室・規則授乳）3,741歩，B産婦人科医院20名（母子同室・自律授乳）1,590歩，C助産院20名（母子同室・自律授乳）1,034歩であった。

A総合病院で出産した母親は厚労省2015の女性平均6,227歩の60％，産婦人科医院は25.5％，C助産院は16.6％であった。母子異室制のA総合病院では，毎回の授乳に母親の入院室と新生児室を往復するので歩数が多く，母児同室制のB産婦人科医院とC助産院は，母親のそばに子どもが寝ているので歩数が少なかった。

図2-24　産後4日目の施設別歩数（岡山ら2004）

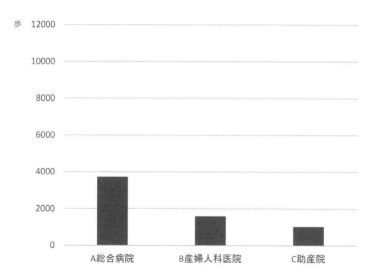

【図2-25】は母子同室制の病院で出産した初産婦（5名）・経産婦（5名）の産後4日～産後6ヵ月の歩数の推移を示した（国分ら2004）。

産後4日は初産婦は4,216歩であり経産婦の3,423歩より793歩多く，経産婦は初産婦よりは育児に慣れているので歩数が少なく無駄のない活動であった。一方，産後1ヵ月からは経産婦の歩数は5,726歩と初産婦4,433歩より1,293歩多く，産後2ヵ月からは6,500～7,700歩と厚労省2015の女性平均6,227歩を上回り，経産婦は家事・育児に多忙であることが示唆された。

図2-25 産後6ヵ月の歩数（国分ら2004）

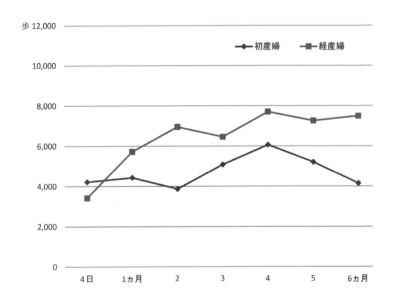

【図 2-26】は母子異室制の病院で出産した事例 B（初産婦）と事例 C（経産婦）の産後 1 〜 24 ヵ月（2 年）の歩数の推移を示した（飯田ら 2005）。

経産婦の歩数は産後 2 ヵ月から初産婦の歩数より多く，図 2-25 と同様の結果だった。

図 2-26　事例 B（初産婦）・C（経産婦）の産後 2 年の歩数
（飯田ら 2005）

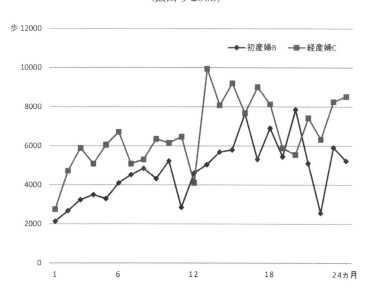

【図2-27】は事例Bの第1子出産後1ヵ月から第2子出産後1年2ヵ月までの4年間の歩数の推移を示した（西谷ら2006）。

第1子が2歳10ヵ月に第2子を出産し，第1子は3歳9カ月で幼稚園に入園した。第1子出産後16ヵ月までの歩数は5,000歩以下であったが，産後17～21ヵ月までの歩数は6,000～8,000歩を推移した。第2子妊娠中の歩数は6,000歩前後で推移し，第2子出産後は8,000歩前後に増加し，図2-25と図2-26と同様に経産婦の多忙さが示唆された。

図2-27 事例B（第1子・第2子）の4年間の歩数（国分ら2006）

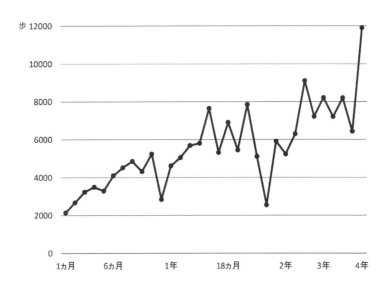

2）総消費量

【産後の総消費量の概要】

＊産後の総消費量は 1,700 〜 1,800kcal/ 日で身体活動レベル
　Ⅰ（低い）で，有職女性の総消費量に匹敵した。
＊総消費量は歩数に比例し，経産婦は初産婦より高かった。

【図 2-28】は対照群（医療系女子短大生 17 名，有職事務職女性 24 名，有職製造職女性 7 名）の総消費量を示した（大石ら 2003，2004）。

厚生労働省の推定エネルギー摂取量女性の身体活動レベルⅠ（低い）の総消費量は 18-29 歳 1,650kcal，30-49 歳 1,750kcal，レベルⅡ（ふつう）は 18-29 歳 1,950kcal，30-49 歳 2,000kcal である。

対照群の総消費量は女子短大生 1,719kcal，事務職 1,795kcal，製造職 1,782kcal でレベルⅠ（低い）相当であった。

図 2-28　対照群の総消費量（大石ら 2003，2004）

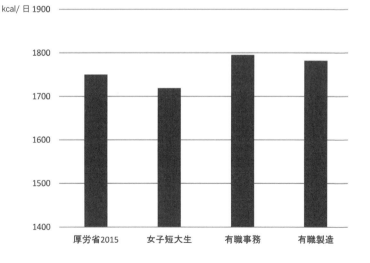

【図2-29】は母子同室制の病院で出産した初産婦(5名)・経産婦(5名)の産後4日～6ヵ月までの総消費量の推移を示した（国分ら 2004）。

産後4日の総消費量は初産婦 1,803kcal，経産婦 1,738kcal であった。初産婦の総消費量は産後1ヵ月 1,700kcal 前後となり，産後4ヵ月以降は歩数の増加に比例して総消費量も増加し産後5ヵ月には 1,789kcal となった。経産婦の総消費量は産後1ヵ月 1,815kcal，産後2ヵ月 1,866kcal で，産後6ヵ月まで 1,800kcal 前後で推移し，歩数と同様に初産婦より高かった。また，経産婦の総消費量は対照群の事務職 1,795kcal，製造職 1,782kcal より高く，産後の母親は勤労女性の労働量に匹敵することが推察された。なお，ライフコーダ測定では，特異動的作用のエネルギー量は計測されないので，10%加味する必要がある。

図 2-29　初産婦・経産婦の総消費量（国分ら 2004）

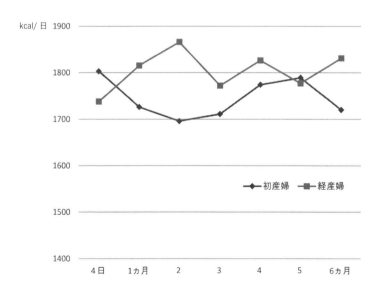

【図2-30】は母子異室制の病院で出産した事例B（初産婦）と事例C（経産婦）の産後1～24ヵ月（2年）の総消費量の推移を示した（飯田ら 2005）。

産後1ヵ月の総消費量は初産婦 1,587kcal，経産婦 1,591kcal とほぼ同値だが，産後2～15ヵ月までは初産婦は 1,566～1,655kcal，経産婦は 1,627～1,742kcal と推移し，経産婦の総消費量は初産婦より高かった。

以上から，産後1年間の総消費量は経産婦は初産婦より高く，また，無職の経産婦は有職女性と同程度の身体活動量と推測された。

図2-30　事例B（初産婦）・C（経産婦）の総消費量（飯田ら 2005）

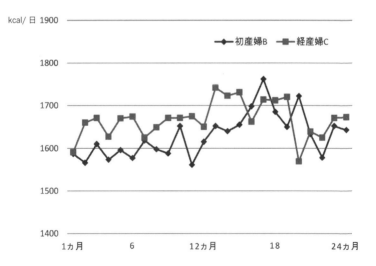

3）休息・活動時間

【産後の休息・活動時間の概要】

＊入院中の休息時間は，初産婦が経産婦より短く，活動時間は
　初産婦が経産婦より長かった。
＊産後1ヵ月以降の休息時間は，初産婦が経産婦より長く，活
　動時間は経産婦が初産婦より長かった。
＊産後の活動レベルは，経産婦が初産婦より強かった。

【図 2-31】は対照群（医療系女子短大生 17 名，有職事務職女性 24 名，有職製造職女性 7 名）のライフコーダ測定による 1 日 (24 時間) の休息・活動時間を示した（大石ら 2003，2004）。

身体活動強度は弱い順に運動強度 0（主に睡眠），微小運動（座業・室内での動作），ゆっくり歩行（普通の速さ），速歩，ジョギングに分類する。本書での活動時間は，運動強度 0 を除いた微小運動〜ジョギングを合計した。

女子短大生は休息時間 9.3 時間，活動時間 14.7 時間，事務職女性は休息時間 7.7 時間，活動時間 16.3 時間，製造職女性は休息時間 6.9 時間，活動時間 17.1 時間であった。図 2-7 の自己申告睡眠時間は女子短大生 5.2 時間，事務職女性 6.4 時間，製造職女性 6.6 時間であった。女子短大生の休息時間と睡眠時間は 4 時間の差があった。休息時間が長いにも関わらず，図 2-1 の自覚症状の訴え数が多い結果は，図 2-7 の睡眠時間の短さが関連したと推測された。

図 2-31　対照群の休息・活動時間（大石ら 2003，2004）

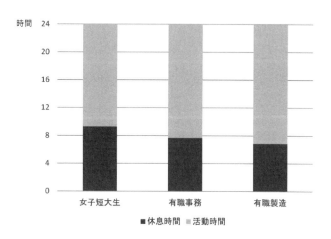

【図 2-32】【図 2-33】は母子同室制の病院で出産した初産婦（5名）と経産婦（5名）の産後4日～6ヵ月のライフコーダ測定による休息時間と活動時間を示した（国分ら 2004）。

初産婦の休息時間は産後4日 7.8 時間だったが，産後1ヵ月からは 9.1～11.4 時間で推移した。経産婦の休息時間は産後4日 9.9 時間だったが，産後1ヵ月からは 7.6～9.7 時間で推移した。両者の休息時間を比較すると，産後4日は初産婦の休息時間は経産婦より短く，産後1ヵ月以降の休息時間は初産婦が経産婦より長かった。この結果は，産後4日は初産婦は授乳やおむつ交換などの世話に不慣れのため，経産婦より時間がかかり休息時間が短いといえる。しかし，産後1～3ヵ月における休息時間は初産婦は経産婦より 2～3 時間長く，経産婦は上の子どもの世話と赤ちゃんの世話に追われて休息する時間が少ないといえる。

活動時間は休息時間とは逆に，産後4日以外は経産婦が初産婦より長かった。産後1～3ヵ月は初産婦 14.5～12.6 時間，経産婦 16.4～14.3 時間であり，経産婦は初産婦より 2～3 時間も長かった。夜間の中途覚醒が減少する産後4ヵ月からの初産婦と経産婦の活動時間の差は，1時間程度となり両者の差は縮まった。

（注：活動時間には家事・育児時間の他に，母親の食事や入浴時間などを含む。）

NHK 調査による主婦全体の家事時間は6時間 35 分，30 代女性5時間 29 分であった。永瀬らによる産後の母親の育児時間と育児以外の家事時間の合計は，【産後2週】初産婦 9.4 時間，経産婦 9.6 時間，【産後4週】初産婦 9.4 時間，経産婦 10.3 時間，【産後6週】初産婦 11.2 時間，経産婦 10.7 時間であった。

活動時間すべてが家事時間とは言えないが，永瀬らと筆者らの結果から，産後の母親の活動時間は 10 時間以上であることから，NHK 調査の主婦全体の家事時間より約2倍ほど長いと推測される。

図 2-32　初産婦・経産婦の休息時間（国分ら 2004）

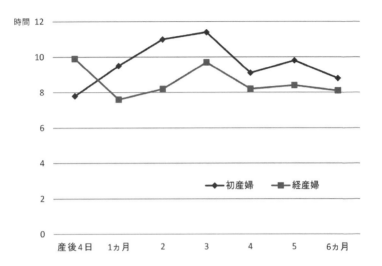

図 2-33　初産婦・経産婦の活動時間（国分ら 2004）

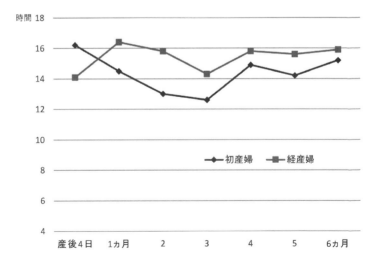

【図 2-34】と【図 2-35】は産後 2 年間の事例 B（初産婦）と事例 C（経産婦）の休息時間と活動時間の推移を示した（国分ら 2004）。

産後 1 年間の休息時間は事例 B（以下，初産婦）は事例 C（以下，経産婦）より長く，産後 2 カ月は 4.6 時間も長かった。産後 1 年を過ぎると，初産婦と経産婦の休息時間は 7 〜 8 時間前後で推移し，経産婦の休息時間が初産婦と同程度になるには，1 年かかると示唆された。

活動時間は，経産婦が初産婦より長いことが明らかである。疲労感が強い産後 2 ヵ月に経産婦の活動時間は 18 時間，休息時間は 6 時間で，休息時間は自己申告による睡眠時間 7 時間より少なかった。

産後 1 〜 6 ヵ月の平均活動時間は初産婦は 13.4 時間に対して，経産婦は 16.4 時間であり，経産婦の活動時間は初産婦より 3 時間長く，図 3-32 と図 3-33 と同様に経産婦の活動時間が長いことが示唆された。産後 1 年を過ぎると活動時間は，初産婦と経産婦ともに 16 時間前後で推移した。子どもは 1 歳になると活動的になるので，初産婦の活動時間も増加したと考えられた。

図 2-34　事例 B（初産婦）・C（経産婦）の休息時間（飯田ら 2005）

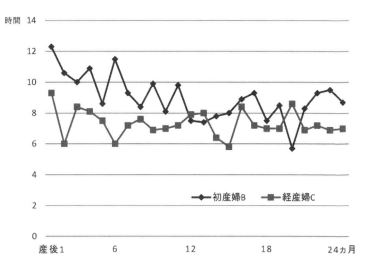

図 2-35　事例 B（初産婦）・C（経産婦）の活動時間（飯田ら 2005）

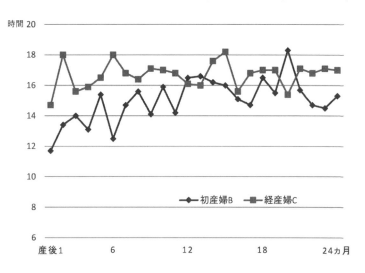

【図2-36】と【図2-37】は、ライフコーダ測定による事例B（初産婦）と事例C（経産婦）の産後24ヵ月の身体活動レベルの推移を示した（飯田ら2005）。矢印（↓）は夜間の授乳。

山が低いのは身体活動レベルが弱く、山が高いのは早歩きやジョギングなど身体活動レベルが強いことを示す。

両者を比較すると、経産婦の山は初産婦より高く、経産婦は身体活動レベルが強いことが明らかである。

図2-36　初産婦の身体活動レベル（飯田ら2005）

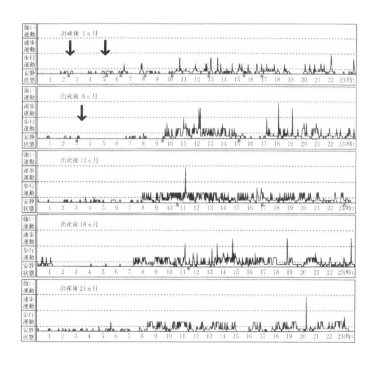

図 2-37　経産婦の身体活動レベル（飯田ら 2005）

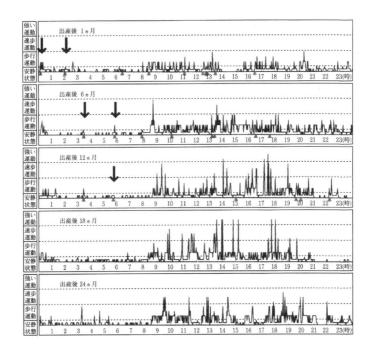

　以上，図 2-31 〜図 2-37 の結果から，経産婦は初産婦より歩数が多く，休息時間は少なく，総消費量と身体活動レベルが強いことが示唆された。

7　体力の推移

【産後の体力の概要】

＊肺活量は妊娠期と同程度であった。
＊握力・背筋力・脚伸展パワー・最大酸素消費量は産後に増加
　した。

Ｉ）肺活量

　【図2-38】は事例Ｄ（経産婦）の妊娠37週〜産後12ヵ月の肺活量
の推移と対照Ａ（女子大生），対照Ｂ（看護師）の肺活量を示した
（飯田ら1996）。

　最小肺活量は産後2ヵ月2,700ml，最大肺活量は産後7ヵ月
3,360ml，平均2,900mlで育児による肺活量の有意な増加は認めな
かった。20〜40歳の肺活量標準値は2,575〜3,000ml，対照Ａは
2,700ml，対照Ｂは2,900mlで，事例Ｄの肺活量は標準範囲であった。

図 2-38　事例 D（経産婦）の肺活量（飯田ら 1996）

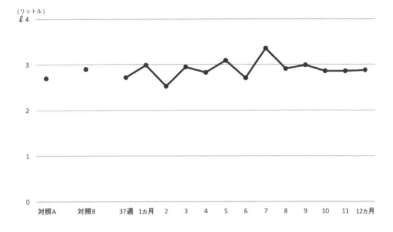

2）握力

【図 2-39】は事例 D（経産婦）の妊娠 37 週〜産後 12 ヵ月の握力の推移と対照 A（女子大生），対照 B（看護師）の握力を示した（飯田ら 1996）。

事例 D の妊娠 37 週の握力は左右とも 20.5kg であったが，右の握力は産後 3 ヵ月には 26kg に増加し，産後 4 〜 10 ヵ月は 24.5kg 前後で推移しながら産後 11 ヵ月から 23kg に低下した。左の握力も右と同様のパターンで増加し低下した。

女性の握力の標準は 28.7 〜 30.4kg だが，対照 A（女子大生）は右 25kg，左 21kg で標準より低く，対照 B（看護師）は右 36kg，左 32.5kg で標準より高く個人差があった。

事例Dの握力は標準より低いが，産後3ヵ月に増加したことは，子どもは生後3ヵ月には生まれた体重の約2倍になることから，毎日の「授乳」やあやすために1日数時間以上「抱く」ことが握力の増加につながったと考えられた。

　この時期には，手首の腱鞘炎で苦しむ母親もいることから，赤ちゃんの日々増加する体重は，母親の握力に少なからず影響があることが示唆された。

図2-39　事例D（経産婦）の握力（飯田ら1996）

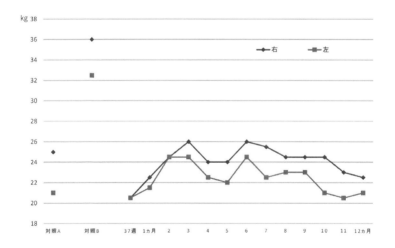

3）背筋力

【図2-40】は事例D（経産婦）の産後2〜12ヵ月の背筋力の推移と対照A（女子大生）と対照B（看護師）の背筋力を示した（飯田ら1996）。

背筋力の測定は腰部への負担が大きいので，妊娠37週と産後1ヵ月はパスした。事例Dの背筋力は，産後2ヵ月は53kgであったが，産後3ヵ月には67kgに増加し，その後は65〜70kgで推移した。

女性の背筋力の標準は84.4〜85.0kgであり，対照A（女子大生）63kg，対照B（看護師）93kgで，対照Aは標準より低く，対照Bは標準より高かった。

事例Dの背筋力は標準よりかなり低いが，産後3ヵ月から増加し，握力と同様に子どもの抱っこやおんぶの負荷が背筋力の増加につながったと考えられた。

図2-40　事例D（経産婦）の背筋力（飯田ら1996）

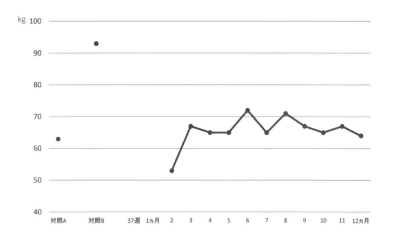

4）脚伸展パワー

【図 2-41】は事例 D（経産婦）の産後 2 〜 12 ヵ月の脚伸展パワーの推移と対照 A（女子大生）と対照 B（看護師）の脚伸展パワーを示した（飯田ら 1996）。

脚伸展パワーの測定は背筋力と同様に腰部への負担が大きいので，妊娠 37 週と産後 1 ヵ月はパスした。事例 D は産後 2 ヵ月 7.5W/kg で産後 11 ヵ月には 8.7W/kg と微増した。

女性の脚伸展パワーの標準は 14 〜 21W/kg だが対照 A（女子大生）10 W/kg と対照 B（看護師）12.2 W/kg は標準より低かった。

事例 D の脚伸展パワーは標準の約 50％だが，産後 3 ヵ月から微増し，増加する子どもの体重負荷が，背筋と同様に下肢にかかる負担は大きいため，脚伸展パワー増加につながったと考えられた。

脚伸展パワーは高齢化の中で重要な機能となり，脚力増強は体力低下を予防するので，高齢社会において，子育ては母親の体力増強に有益であると示唆された。

図 2-41　事例 D（経産婦）の脚伸展パワー（飯田ら 1996）

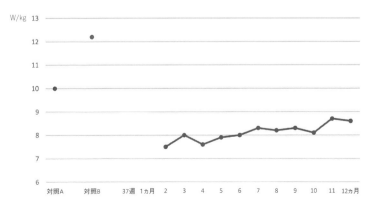

5）最大酸素消費量

【図 2-42】は事例 D（経産婦）の妊娠 37 週～産後 12 ヵ月の最大酸素消費量の推移と，対照 A（女子大生）と対照 B（看護師）の最大酸素消費量を示した（飯田ら 1996）。

事例 D の最大酸素消費量は妊娠 37 週は 19ml/kg/ 分だったが，産後 1 ヵ月には 27.4ml/kg/ 分と急増し，産後 8 ヵ月 32.8ml/kg/ 分，産後 11 ヵ月 33 ml/kg/ 分と増加した。

女性の最大酸素消費量の標準は 31 ～ 32 ml/kg/ 分で，対照 A（女子大生）43 ml/kg/ 分，対照 B（看護師）47 ml/kg/ 分と標準より高かった。

事例 D の最大酸素消費量は標準よりひくめながら，産後 1 ヵ月から次第に増加し握力・背筋力・脚伸展パワーと同様に，増加する子どもの体重負荷が最大酸素消費量の増加につながったと考えられた。

図 2-42　事例 D（経産婦）の最大酸素消費量（飯田ら 1996）

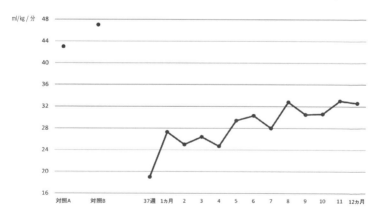

8 産後の状況

1）子どもを憎らしいと思ったことがある

　産後4〜8ヵ月の母親 1,500 名に質問紙を送付し，677 名から回答を得た。【図 2-43】は「子どもを憎らしいと思ったことがありますか」の質問の回答結果を示した（藤田ら 2001）。
　回答した母親 677 名中の約半数 355 名(43.2%)が子どもに対して「憎らしいと思ったことがある」と否定的な感情があった。

図 2-43　子どもを憎らしいと思ったことがある（藤田ら 2001）

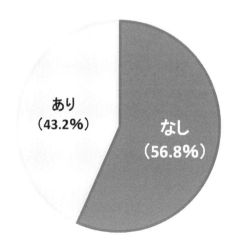

【図2-44】は出産後「子どもを憎らしいと思ったことがある」と回答した母親355名の「子どもを憎らしいと思った時の子どもの状況」についての回答結果を示した（藤田ら2001）。

　子どもの「激しい泣き52.5％」と「寝ない21.5％」が、子どもに対して否定的な感情を持つ主な理由だった。

図2-44　子どもを憎らしいと思った時の子どもの状況
（藤田ら 2001）

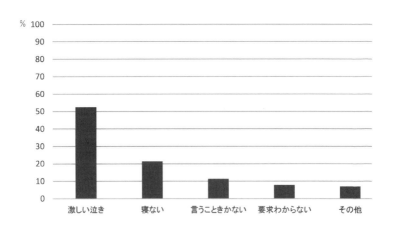

【図2-45】は「子どもを憎らしいと思った時の母親の状況」についての回答結果を示した（藤田ら 2001）。

「疲労 51.3％」と「イライラ 23.3％」の時に，子どもを憎らしいと思った。母親が「疲れて，イライラする」ときに，子どもが「激しく泣き」「寝ない」と，母親は辛くて子どもに否定的になることが推察された。

第1章の大日向や高野の調査で，「子どもをかわいく思えない」という母親が7～8割いた。本調査でも母親の子どもへの否定的感情は高く，出産前の期待感は，日々の心身への負担で押しつぶされていた。

図2-45　子どもを憎らしいと思った時の母親の状況（藤田ら 2001）

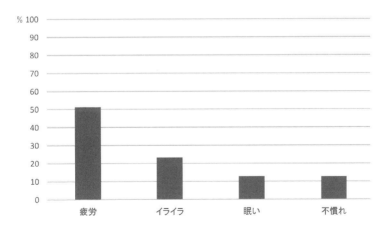

2）子どもに対する肯定的感情と否定的感情

【図 2-46】は事例 B（初産婦）・事例 C（経産婦）の産後 1 〜 24 ヵ月の子どもに対する肯定的感情の推移を示した（飯田ら 2005）。

初産婦・経産婦ともに，子どもへの肯定的感情は全期間を通して高かった。

図 2-46　事例 B（初産婦）・C（経産婦）の子どもに対する肯定的感情
（飯田ら 2005）

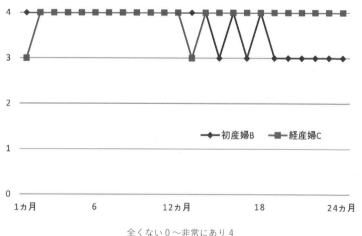

全くない 0 〜非常にあり 4

【図2-47】は事例B（初産婦）・事例C（経産婦）の産後1〜24ヵ月の子どもに対する否定的感情の推移を示した（飯田ら 2005）。

子どもに対する否定的感情は、産後1〜24ヵ月まで事例C（経産婦）に強く、事例B（初産婦）は産後7ヵ月からはなかった。

経産婦は初産婦より子どもに対する否定的感情は強く、先行研究と同様の結果であった。

図2-47　事例B（初産婦）・C（経産婦）の子どもに対する否定的感情
（飯田ら 2005）

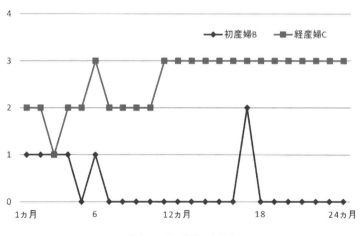

先行研究で，経産婦は初産婦より子どもに対して，「叱りとばしたり」「思わずたたいたり」することが有意に高かった。また，育児不安が強い時や抑うつなどの精神状態が悪い時，さらに夫婦関係がよくない時に衝動的行動をとりやすいことが示唆されている。根本的には，母親の疲労や多忙さが関係しているのではなかろうか。

3）夫の家事・育児支援

　【図2-48】は産後の夫の家事協力についての結果を示した（藤田ら2001）。

　回答者677名中，夫の主な家事協力は「買い物58.0%」「炊事34.2%」「掃除34.2%」であった。

図 2-48　夫の家事協力（藤田ら 2001）

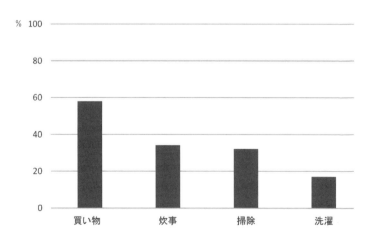

【図2-49】は産後の夫の主な育児協力についての結果を示した（藤田ら2001）。

回答者677名中，夫は「抱っこ88.8％」「入浴81.9％」「おむつ交換63.6％」「ミルク56.9％」などで，家事より高率に協力していた。

図2-49 夫の育児協力（藤田ら2001）

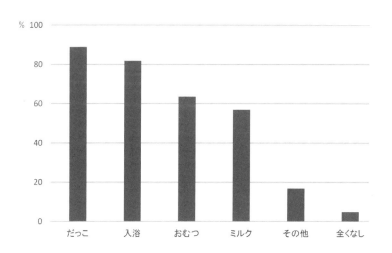

8 産後の状況

NHK調査によると，30代男性は「子どもの世話19分」「炊事・洗濯・掃除11分」「買い物8分」「家事雑事9分」の計44分だが，子ども誕生後の夫はNIHK調査の男性よりは，家事育児に協力していることが推測された。

4）生活満足度と夫に対する満足度

　【図2-50】は産後4日〜6ヵ月の初産婦（5名）・経産婦（5名）の生活満足度の推移を示した（国分ら2004）。
　初産婦は「どちらともいえない」が6ヵ月間続いたが，経産婦は「少し不満足」の状態が続き，経産婦は初産婦より生活満足度が低く，先行研究結果と同様であった。

図2-50　初産婦・経産婦の生活満足度（国分ら2004）

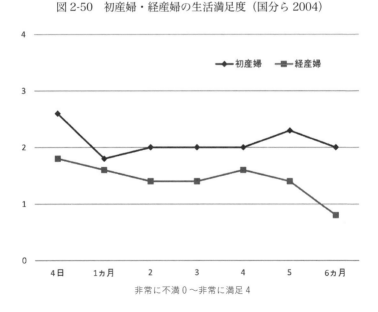

非常に不満0〜非常に満足4

【図 2-51】は産後 4 日～6 ヵ月の初産婦（5 名）・経産婦（5 名）の夫に対する満足度の推移を示した（国分ら 2004）。

初産婦・経産婦ともに月数の経過に伴って夫に対しての満足度は低下した。特に，経産婦は初産婦よりも夫に対しての満足度は低く，産後 4 ヵ月以降は更に不満足が増した。

図 2-51　初産婦・経産婦の夫に対する満足度（国分ら 2004）

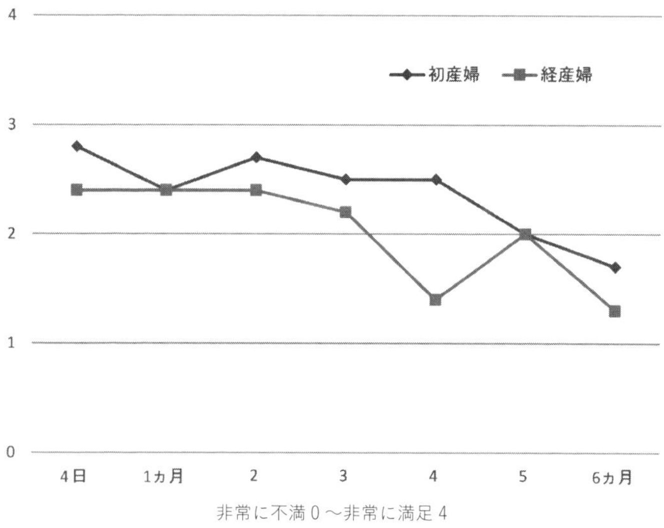

非常に不満 0 ～非常に満足 4

【図 2-52】は産後 1 〜 24 ヵ月の事例 B（初産婦）と事例 C（経産婦）の夫に対する満足度の推移を示した（飯田ら 2005）。

事例 B（初産婦）が産後 24 ヵ月間，夫に対する満足度は高いのに対して，事例 C（経産婦）は産後 6 ヵ月以降は不満足が持続した。

図 2-50 〜図 2-52 の結果から，産後の生活満足度は初産婦・経産婦とも低かった。夫に対する満足度は，経産婦は初産婦より低く，経産婦は夫に対して不満足が長期に持続することが示唆された。

これらの結果から，生活の満足度や夫に対する満足度が低いと，子育てに対して否定的感情にもつながりやすいと考えられる。

図 2-52　事例 B（初産婦）・C（経産婦）の夫に対する満足度
(国分ら 2004)

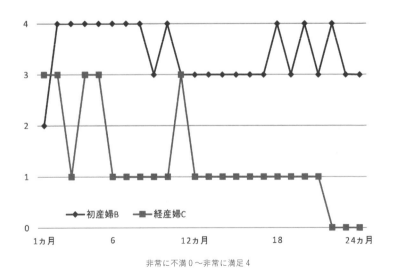

非常に不満 0 〜非常に満足 4

5）母親の願い

【図2-53】は産後3～8ヵ月の母親178名の希望項目を示した（国分ら 2008）。

母親の第1希望は「自分の時間が欲しい30.9％」，第2希望は「ストレス解消17.7％」，第3希望は「行政支援の充実15.3％」であった。

母親の身体活動は，総消費量では軽度の労作だが，24時間365日休みなしの家事育児労働で，自分の時間がなくストレスが蓄積されていることが推察された。「ゆっくり寝たい11.1％」と「夫の手伝い2.6％」の希望が低いのは，調査対象者が産後3ヵ月以上のため，夜間の中途覚醒は減少し，睡眠不足はやや改善されていることが影響したと考えられた。

図 2-53　産後3～8ヵ月の母親の願い（国分ら 2008）

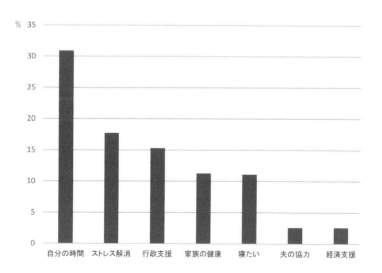

「経済的ゆとり2.6％」は希望としては低いが，生活の基盤である経済が不安定だと，問題が生じやすく虐待にもつながりかねないので重要だ。

　国は子どものために児童手当を支給している。しかし，ひとり親，病気療養中，求職中の家庭には更なる支援が必要である。

　産後の母親は心身をすり減らして，次世代の子どもを育てているので，母親のささやかな願いがかなう支援の構築が必要といえる。

第 **3** 章

産後の変化と子育て

1 身体の回復

（表 3-1）に産後の身体の変化についてまとめた。

　出産後 6 〜 8 週間を産褥期といい，生殖器と全身機能が妊娠前の状態に回復する特別な時期で配慮が必要である。多くの母親は順調に回復するが，まれに子宮収縮が悪く血性の悪露が長引くことがある。また，骨盤底の筋肉がゆるんでいるので子宮が膣内に下がること（子宮脱）がある。

　出産によって胎盤が娩出されると，胎盤からのホルモン分泌がなくなるので，再び卵巣が機能し月経が始まる。また，図 3-1 のように，脳下垂体前葉は「プロラクチン」を分泌し乳汁産生を促進する。脳下垂体後葉は「オキシトシン」を分泌し，子宮収縮の促進と乳管周囲の筋肉を収縮させ，乳汁を押し出す。さらに，「オキシトシン」は神経伝達物質としても機能し，母親は「安らぎと幸せ」を感じ「愛情・幸せホルモン」ともいう。オキシトシンは女性だけでなく男性でも赤ちゃんでも分泌されていて，スキンシップ（タッチ）はオキシトシンの放出を促す（モベリ 2008）。

1　身体の回復　　117

表 3-1　産後の母体の変化

生殖器	子宮	分娩後10日頃には腹壁上からは触れなくなるが，収縮が悪いと「子宮復古不全」となる。直径7〜8cmだった胎盤剥離面は，子宮の収縮に伴って縮小し，子宮内面は分娩後3〜4週間で妊娠前に戻る。
	膣	分娩直後は，はれて小さな裂傷があるが分娩後4週間には妊娠前に戻る。産後1ヵ月検診で子宮や膣の回復状態を確認する。
	外陰	分娩時に会陰切開した場合，分娩後5日目に抜糸し，分娩後4週間頃には分娩前の状態に回復する。まれに癒合不全で離開することがある。
	悪露（おろ）	分娩後3〜4日は血性（赤色）だが次第に薄くなり，分娩後2〜4週には黄色から白色となる。子宮収縮が悪いと悪露は赤色になったり，血の塊が排出されるので注意が必要である。
	乳房・乳汁	分娩後2〜3日に乳房は緊満し，本格的に乳汁分泌が始まる。分娩後に分泌される初乳は栄養価が高く，新生児の排便作用がある。また，初乳は母体のすべての免疫を含み，特にIgAが多く新生児の口腔内や消化管の感染予防に役立つ。
全身機能	内分泌 ①胎盤→卵巣 ②卵巣→月経 ③脳下垂体	妊娠中期・末期には胎盤で大量のホルモンが産生されるが，分娩により胎盤も娩出され，産後は急激にホルモン量は減少する。卵巣が再び機能し人工乳の女性は分娩後8〜12週に月経が再開する。母乳女性の月経再開は約50%が5ヵ月頃に再開するが，6〜12ヵ月無月経のこともある。 産後は脳の下垂体前葉からプロラクチンが分泌され母乳を産生し赤ちゃんを守ろうとする。下垂体後葉からオキシトシンが分泌され子宮収縮を促進し，乳房の筋肉に作用して乳汁圧出作用があり，母親は幸せを感じる。
	腹直筋皮膚	腹部中央の縦に溝を触れることがある。子宮増大に伴って筋肉が離開する。伸びきった腹部は不安定だが約6週間で元に戻る。
	骨盤底筋群	分娩時，骨盤底筋群は胎児によって伸展されるが，分娩後2〜3週間で妊娠前に戻る。回復が悪いと，子宮が膣内や外陰部に下がることがある（子宮脱）ので，肛門を引き締める運動をして筋肉を強める。
	骨盤	妊娠中は子宮増大に伴って骨盤が緩み，腹部の容量を増大させる。分娩後はタガが外れたように不安定のため，サポーターで固定し，筋肉を強める。妊娠中は骨盤を構成する恥骨が離開して痛むことがある。
	その他	呼吸器・血液循環器・消化器・泌尿器・代謝などが妊娠前に回復する。

図 3-1　乳汁分泌を促すホルモン

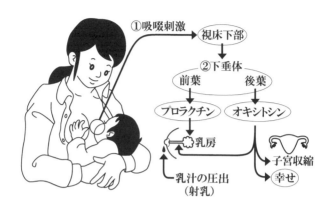

　乳汁分泌は最初は少量だが，次第に分泌量は増える。新生児の1回に飲む量は少ないので，「お乳の出が悪い」と悲観しないことだ。また，赤ちゃんの吸う力は非常に強く乳首に傷ができたり，乳腺炎などのトラブルもあるので気をつけよう。

　腹部や骨盤は妊娠によって伸びきっているので，産後は不安定のため，サポーターで固定したり筋肉を強めることが大事である。

2　生活リズムの変化—授乳記録のメモ

　産後は母親の生活リズムが急激に変化する。特に，産後の3ヵ月間は生活リズムが不規則で，母親にとっては非常に辛い時期である。育児に慣れない初産婦は不安が重なり「うつ」になることもある。経産婦は複数の子どもの世話で多忙のため，休養する時間がなく疲労困憊状態である。

授乳回数は成書によると大体3時間おきに1日8回程度とあるが，産後1〜2ヵ月は赤ちゃんのリズムがフリーランのため不規則である。産後3〜4ヵ月には子どもの睡眠が夜間に集中し始めるので，母親の辛い状態もいくらか改善するので，産後の3か月を「100日戦争」ともいう。

　赤ちゃんの睡眠・覚醒・哺乳のリズムが不規則な産後3ヵ月は，授乳記録をつけるとよい。筆者は30年にわたって，24時間様式の育児記録をすすめている（飯田 1984，2008）。赤ちゃんの枕元において，授乳の度に授乳開始時間をメモするだけで，ほんの2〜3秒ですむ。母親が大変な時期に「授乳記録をすすめるとは」と，批判を受けたこともある。しかし，産後直後は，カオスのように混沌とした時だからこそ，簡単なメモが役立つ。数回の育児記録調査では，「子どもの様子がわかる」が最大の利点であった。特に，双子の場合は，「いつどの子に授乳したのか」「うんちはいつあったか」と，混乱するので，子どものリズムの把握にメモが役立っていた。

3　産後の問題点

1) 疲労―24時間労働

　産後3〜4ヵ月までは頻回の授乳・おむつ交換・夜泣きの世話などによる細切れ睡眠で，眠気に関する身体的疲労感が増す。産後5〜6ヵ月になると夜間の授乳は減少するので睡眠不足は改善するが，常に24時間スタンバイの状態であるので母親の心身は常に緊張状態にあり，精神的疲労感が増加する。子育てに終わりはなく，満足に眠ることすらできない母親は，「せめて一晩でもぐっすり眠りたい」と思っている。長期の疲労は「イライラ」「怒りっぽくなる」「うつ」などにつながる。

2）長時間労働

　産後の母親の育児・家事量は1日10数時間で，国民全体の女性の家事量の2倍以上である。産後1ヵ月の初産婦の授乳時間は1回に1時間ほどかかるので，1日8回の授乳回数だと8時間も授乳にかかる。

　未就園児のいる経産婦は「赤ちゃん返り」をした上の子の世話にも忙しく，産後1ヵ月の歩数は在宅にも関わらず国民全体の女性の平均である6,000歩に匹敵し，睡眠不足で疲労困憊にも関わらず休養する時間がない。ましてや，母親個人の自由な時間はない。

3）赤ちゃんの要求がわからない

　赤ちゃんが泣くことはすぐれた意思伝達手段である。初産婦は産後1～2ヵ月は赤ちゃんの要求が分からず不安を訴えることが多い。赤ちゃんの激しい泣きは母親を混乱させ，家族中がパニックになることさえある（キッツインガー1991）。

　産後の母子はお互いに初対面と考える必要がある。私たちは初対面の人に対して様々な情報を収集するように，赤ちゃんの泣き声のパターンを理解しよう。緊急な事態の激しい泣きや，様々な要求を敏感に察知理解するために，新生児の泣き声や様子を観察して，その意味が理解できれば，赤ちゃんの要求はおおよそわかる。

　筆者の第1子は母乳栄養だったが，生後3週から便秘になった。「母乳は便秘しないはず」と思い込んでいたので，慌ててクリニックに行った。様子を見ると，4～5日おきに「ドロドロ」の便がおむつカバーからベビー服まで溢れ出ることが続いた。便秘すると「カチカチ，コロコロ」の便だと思っていたが，ヨーグルトのようであった。その後，離乳食が始まると規則的になった。育児書の知識も必要だが，子どもからの情報を収集し，子どもの個別性を知ることは重要である。

　健康な新生児は生命力が強いので，母親はしっかり観察するとよい。

母親が不安になると新生児にも不安が伝わる。落ち着いて対応すれば、新生児も落ち着く。

日暮（1992）は、「育児には医学の部分と哲学の部分がある。哲学の部分は、両親の考え方によって知恵をはたらかせがいのある部分ということもできます。しかし、育児を始めたばかりの両親にとって、いきなり知恵をはたらかせなさいといっても、それは酷なことです。そのような育児経験の乏しい両親にとって、まず大切なことは、まず赤ちゃんを観察することではないかと・・・。毎日、注意深く赤ちゃんを観察することを繰り返すことにより、「子育てに関する知識がふくらみ、『子育ての知恵』が深まることでしょう」と述べた。

4）長期の緊張感

子どもの生存が自分の肩にかかっているという緊張感が長く続くと、精神的なストレスとなるので交感神経が興奮状態となる。心身がリラックスする副交換神経が優位となる時間がない。

筆者が子ども達と夫の帰りを待っている時、「もうすぐ家に着く」との電話で、肩の力が「スー」っと抜けるのを感じた。また、たまに一人で外出した時は、体が軽やかになった。知人が訪ねて来ると、子どもは知人のそばに行き、筆者を離れるので体が楽になるようにも感じた。

子どもとスーパーに行くと、子どもは2,3歳になると"ダダ"をこね、床にひっくり返ることがあり、落ち着いて買い物もできない。子どもの自己主張は、成長の一里塚で喜ぶべきことであるが、ストレスが蓄積している母親はイライラして「怒鳴り」、後で自己を責める。子どもは外が好きである。散歩して外気に触れたり、景色を見ることは視覚から脳を刺激するのでオススメだ。子どもは1歳頃になると、靴をもって玄関で「クック、クック」と言い、外に行くのを催促する。

現代の住宅は子どもが遊ぶスペースは狭く、高層住宅が多い。道路

には車があふれ安心して遊べない。また，誘拐事件もあり，家の中でも外でも子どもに張り付いていなければならない。

イギリスでは，育児をしている世代は，4階以上に住まないように法規制されているが，わが国では高層住宅からの転落事故も度々ある。乳幼児の母親は片時も心が休まらない。

5）孤立・孤独

現代は「隣は何をする人ぞ」の地域連帯の欠如のため核家族の場合，日中は母子だけの孤立した孤独な育児が指摘されている。天気が悪い日や首が座っていない赤ちゃんとの外出は困難である。友人や知人に電話しても赤ちゃんが泣き出すと途中で切らざるを得ない。孤独な毎日を過ごしている母親は，コミュニケーションに飢える日が続く。

「コミュニケーション欲」は，「睡眠欲」や「食欲」と同様に人間の基本的欲求だが，母親は満たされていない。

6）不満足・否定感の増加

病院では出産直後の母親が，我が子を宝物のように慈しんで抱く姿に出会う。特に初産の母親が赤ちゃんを抱く時は指先までガチガチにこわばり，全身が緊張して小さな赤ちゃんの命を大きな責任感で受け止めていることがよくわかる。赤ちゃんも哺乳時は手足の指先まで緊張し，全身で母乳を必死に飲む。

期待に胸ふくらませて迎えた赤ちゃんだが，退院後は一人で家事育児を担う多忙で疲労の多い生活が続くと，「なぜ自分ばかり」と夫や生活に不満を持つようになり，夫や生活への不満は子どもに対する否定感につながる。夫も仕事で多忙だが，特に疲労感の強い産後数ヵ月間は母親の家事・育児の負担を軽減することが大事である。

7）評価されにくい労働

　社会や父親は，無職で子育てしている母親を「養っているんだ」という考えの人も一部にいて，家事や育児はシャドウワークとして無報酬と考えられていた。育児行為は次世代を育てるという，社会の根幹に関わる責任ある仕事で多岐にわたる。

　育児行為の内容は❶生存の保障（哺乳・食・排泄），❷心身の発達の保障（愛情を注ぐ・知的情緒的刺激を与える・栄養への配慮・衛生管理・体づくり），❸社会性の形成（社会的習慣のしつけ・他児との接触）などがある。

　家事は生活の再生産を担う重要な労働であり，貨幣価値に換算するとかなりの額になることを認識し，母親・父親がお互いの役割を尊重し協力し合うことが必要である。

4　子育ての注意点

1）母親について

＜子育て方針の話し合い＞

　出産前に夫婦・家族内でどのような方針で子育てをするか，家事育児の分担はどうするかを決めることが大事である。生まれたばかりの赤ちゃんに接するのは我が子が初めてという母親が多く，母親学級や育児セミナーでは，授乳・おむつ交換・沐浴などのハウツーの指導が多い。抱き方やおむつ交換は数回経験したら次第に上手になる。

　しかし，子育て方針がないと，行き当たりばったりの育児となる。スジの通った一貫性のある子育てが安定した子どもを育てる。家事育児の役割分担が不明確だと母親の負担ばかりが増え不満が蓄積される。

本来なら，結婚当初に夫婦で長期的な人生設計をし，その中で生活や子育て方針について話し合うのがベストである。

＜生活リズム＞

　生後1〜2ヵ月の赤ちゃんの睡眠覚醒リズムは不規則（フリーラン）で，夜間に頻繁に起きなければならないので母親にとっては過酷だ。毎日毎日，同じことの繰り返しの日々で，達成感を感じにくいかもしれない。だが，抱いて声をかけ，目と目を合わせながら授乳をすることが，子どもの成長にとっては重要で，人格の基礎を育てているのである。

　生後4ヵ月頃には体内時計のプログラムが規則的になるので，赤ちゃんのリズムを理解しよう。まるで，時が止まったかのように，時間の過ぎるのがとても長く感じる時期である。家族その他の支援を得て慌てないで，赤ちゃんのリズムに合わせて寝たり起きたりして，無理しないことである。

＜疲労回復＞

　近代以前の地縁社会や大家族時代は地域や家族全員が母親を助けたが，核家族の多い現代の母親は24時間孤軍奮闘の状況である。

　2014年ごろから，ツイッターなどで「ワンオペ育児」（藤田2017）という言葉も使われ出し，母親の不満が噴出した。筆者らの調査結果から，産後3〜4ヵ月頃までの母親は，限界を超えた孤軍奮闘で疲労困憊状態といえる。

　労働者の睡眠不足と長時間労働が問題になり，2017年，国会では働き方改革が検討された。産後直後の母親は24時間休みなしで，国の未来の人材育成という重要な育児労働を担っているが後回しである。

疲労が回復しないと，脳疲労→脳不調→前うつ状態→うつ病と進行する。脳が疲労すると感情のコントロールが難しくなり，苛立ったり不寛容になる。

キッツィンガー（1991）は「産後のうつ病を出産後のホルモンの変調に結びつけることよりも，むしろ，母親に対して適切な社会的支援を与えていない社会の手落ちに目を向けるべき」と述べていて，筆者も同様に思う。

夜間の授乳は図2-20によると，産後21週にはなくなることから，育児休業は最低でも5〜6ヵ月取得することをすすめる。また，わが国の労働基準法による働く母親の産休は産前6週間，産後8週間だが，産後疲労の観点から産後16週間への延長の検討もされるべきである。欧州の各国の産前産後休暇はまちまちだが，最長のチェコは28週，英国は26週を保障している。また，子どもが精神的に自立する3歳頃までは，母親の労働時間短縮や，夜勤免除も考慮する必要がある。

＜子どもの個性を知る＞

子どもは兄弟姉妹といえども性格は一人一人違う。育児書の説明は一般的で個々の赤ちゃんにピッタリではない。赤ちゃんは「のんびりした赤ちゃん」「気難しい赤ちゃん」と個性がある（ブラゼルトン1989）。「泣き声」だけでなく「行動」や「表情」をよく観察して，赤ちゃんの個性を知り要求を感じることが大切である。泣くという言語的コミュニケーションより行動や表情という非言語的コミュニケーションの占める割合は大きく，どうしたらよいかは赤ちゃんが教えてくれる。

＜泣き声＞

赤ちゃんの泣き声は元気な証拠と思っても，何をやっても泣き止ま

ない激しい泣き声は，親や家族を苛立たせる。そのような時に忍耐強く平常心を保っている母親こそ褒められるべきである。（キッツインガー 1991）。

　赤ちゃんが泣く理由は様々だが，新生児期の赤ちゃんは子宮内から子宮外という環境の劇的変化に戸惑っている。生まれたばかりの赤ちゃんは自分で自分をなだめることができない（仁志田 2018）。胎児の時のように丸く抱き，手足をしっかりと抑えると，おとなしくなる赤ちゃんは多く，古くから「おくるみ」は効果があった。赤ちゃんも苦しんでいるので，空腹やおむつが原因でなければ，抱いてやさしく揺らすか，添い寝すると安心する。激しく揺らすと「揺さぶられっこ症候群」という脳に重篤なダメージを与えるので，ゆっくりとやさしく揺らす。

＜不安＞

　子育て未経験の初産婦は，先の見通しができず手探り状態の育児は不安である。母子の孤立が指摘されて久しいが，孤独な育児は不安が倍増するので，育児に自信が持てるまでは，決まった担当者が母子を定期的に訪問して心配事を聞くだけでも安心する。また，経産婦は初産婦とは異なった問題がある。

　母子健康手帳の袋の中に「出生連絡票」のハガキが同封されていて，出産後に親が記入し市区町村に連絡することになっているが，「名前が決まってから」とか，「忙しさ」に紛れて投函は遅くなりがちである。名前は決まっていなくても，医療施設の介入で入院中に「出生連絡票」を記入し投函すると，退院後の早い時期に新生児訪問の実施ができるのではないか。

＜家事はほどほどに＞

多忙で非常に疲れている時期は，掃除や料理など家事は頑張らない。栄養も大事だが，少々バランスが悪い食事にも目をつぶる。スーパーには，弁当や惣菜，冷凍食品も豊富である。「こうでなければいけない」と考えないことである。

現在ほどコンビニが普及していなかった1980年頃，核家族の初産の母親を毎月訪問した。実母が高齢で家族の家事支援が難しいため，夕食は少々高いが仕出し屋から弁当を二人前配達してもらっていて，このような方法もあるのだと思った。少なくても産後1〜2ヵ月は，家事は頑張らないことである。

＜母親の願い＞

母親のささやかな願いは「自分の時間が欲しい」ことである。産後4ヵ月を過ぎると深夜の辛い育児はかなり減るが，常に赤ちゃんの要求に応じなければならないので，一日中「ホッと」する時間がない。せめて1日に1時間，1週間に半日でも「一人の時間」があれば，心も体もリラックスでき「また頑張ろう」と気持ちを切り替えることができる。

母親に子育ての負担が重くのしかかっているが，子育ては長期戦であり，母親の精神的，肉体的負担を軽減することが必要である。

2）父親について

＜母子を守る＞

鳥類は「つがい」で揺籃と餌遣りをしてヒナを育てる。狼やゾウや

128　　第3章　産後の変化と子育て

ゴリラなどは雌が主に子育てをし，雄は周りから母子を守る。人間の父親は他の哺乳動物と同様に母子を守る存在といえる。子育ては両親の共同作業であり，母親にとって辛い時期には積極的に手伝うことが必要だ。母乳の授乳以外なら父親は何でもできる。仕事が多忙で手伝うのが困難な時には，「大変だね，疲れたね」と労うことが大事である。それだけでも母親の心は軽くなる。

＜自分のことは自分で＞

　父親は母親のパートナーであって殿様ではない。着替えた服は定位置に，脱いだ洗濯物は洗濯機の中に，食後の下膳や食器洗いなどは数分もかからない。疲れきった母親は脱ぎ捨てた服や靴下を片付けることさえも「シンドイ」のである。
　出産後に父親を「長男」，第1子男児を「次男」と言う母親がいるが，家庭生活における父親の自立こそが母親の心身の負担を軽減させる。

＜家事力を高める＞

　男女共同参画社会となり，男性・女性ともに自立した生活者となるには，炊事・洗濯・掃除などの家事力を高めることが必要である。乳幼児を育てる家庭では特に必要だ。母親は洗濯物を干し，取り込んでも，山積みになった洗濯物を片付けることは辛い。過去の良妻賢母教育は，男性の甘えであり責任回避といえる。

＜定時退社＞

　サラリーマンの父親は，定時に帰宅すると就寝までの1〜2時間子どもの世話ができ母親は助かる。筆者が調査である母親を訪問した時，「子どもをお風呂に入れるので子どもをバスタオルで受け取ってくだ

4　子育ての注意点　　129

さい」と頼まれた。病院で調査の協力をお願いしただけの関係であったので筆者は驚いた。母親一人で子どもを風呂に入れると，自分のことは後回しにして濡れた体のまま子どもの着替えをする。母親は，ほんの少しの手伝いが必要で重要なのである。

　父親の育児休業取得がすすめられているが，炊事・掃除・洗濯・買い物その他の家事全てを行う覚悟が父親になければ，母親の重荷になるだけだ。子育ては長期にわたるので，毎日の短時間支援の方がより効果的である。

　平成28年度社会生活基本調査（総務省2017）によると，「6歳未満の子どもを持つ夫・妻の家事時間」は，夫1時間28分，妻7時間34分であった。一方，アメリカでは夫3時間25分，妻6時間1分であった。

3）社会について

＜経済支援＞

　かつての自給自足の生活から，現代は多くの家庭で生活必需品のすべてを購入するので，経済が不安定だと穏やかな子育てはできない。

　貧困は虐待の大きな要因となる。貧困による不満を最も弱い子どもに求めるという。国からは児童手当が支給されるが，若い親の収入は低いこともある。わが国の子どもの7人に一人は貧困家庭である。ひとり親，病気療養中，求職中の家計は厳しい。

　手厚い経済支援は法改正が必要であり，現金給付は子ども以外の費用に出費されることもある。食料やミルク，紙おむつ，保育園費用など現物給付は効果的といえる。

＜産後ケア支援＞

フィンランドには，妊娠期から出産，子どもの就学前までの間，切れ間なく母子とその家族を支援する「ネウボラ」という制度がある（高橋 2015）。

わが国でも「妊婦訪問」「新生児訪問」「こんにちは赤ちゃん事業」などのすばらしい制度があるが，1回きりの訪問は十分ではない。高齢者の訪問介護事業のように，母親が不安で疲労の強い産後3〜4ヵ月までは，看護師・保健師・助産師による定期的な訪問は，母親の不安と疲労感を和らげ，問題を早期に発見し解決できる。

2015 年の全国の新生児訪問指導数は 257,914 件，未熟児訪問指導数は 53,279 人で，出生数 1,005,677 件の約 30％で十分ではない。（母子衛生研究会 2017）。

また，産後3〜4ヵ月までは疲労感が強い上に，育児時間・家事時間が長いことから，自治体によるチケット制による家事援助サービスやベビーシッター派遣が望ましい（秋山 2017）。週に1〜2回，1回2〜3時間でも助かる。

産後直後のよいスタートこそが，心身ともに健康で幸せな子どもを育てる。最初の困難を引きずると問題は長期化し，子どもが成長した時，親はさらに精神的疲労と経済負担と時間を要することになる。

出産施設の入院期間は5〜6日だが，自治体によっては病院を退院後に助産所での産後ショートケアを低額の自己負担で実施している。

産後ケアとしては有料の「ファミリーサポート事業」「宿泊型産後ケア事業」「宿泊型ホテルケア」などがある。子育て経験者のボランティアスタッフが訪問する無償の「ホームスタート事業」もある。週に1回2時間程度で，約2ヵ月間が目安だがコンタクトするのもよい。

30 年前にオランダで知り合った日本人女性から，病院で出産したら，数時間後に退院の許可が出た。その後，助産師が毎日，産後の母子の訪問看護（健康管理，沐浴，授乳指導，時には家事も）を行った

4　子育ての注意点　131

と聞いた。

オランダは家庭分娩が多い国だが，医療保険で助産師による訪問産後ケア制度（クラームゾルフ）があり無料である。

4）家庭保育と共同保育

親による養育はマザリングといわれる。母親が子育てすることが多いので，そう呼ばれる。乳幼児期の子どもは，家庭という小集団の中で，一貫した方針で大切に育てられることが基本である。しかし，成長と共に他者とのコミュニケーションを少しずつ増やしていくことも大事である。親以外の人による養育をアロマザリング（アロとは「非」「以外」という意味）という（平田 2013）。

かつては，きょうだいや祖父母，叔父叔母，いとこ，近隣の人々など，親族ネットワークと近隣ネットワークで複数の集団による重層的育児（アロマザリング）が自然であった。近年は家族や親類縁者と遠距離生活となり，また少子化の影響もあって近隣に母子の友達を得るのは困難な時代である。以前は「公園デビュー」が話題になったが，デジタル時代の現代は人との関係は「情報化」「迅速化」「希薄化」「匿名化」「不寛容化」でさらに難しくなった。

子どもの成長発達には，他者との顔と顔を合わせる直接的コミュニケーションが大事だが，現代は地縁・血縁は崩壊してきたので，意図的な有縁社会の構築が必要である（橘木 2010，島薗 2012）。しかし，子ども・子育て支援を他人任せにはできない。保育園の企業化もあり，利益を求めると保育料の値上げや保育の質の低下もあるので，親は行政とともに，よい保育のあり方を考えなければならない（中山ら 2013）。

2019 年 1 月 9 日，小池東京都知事は異例の保育園対策を発表した。有職母親への対策だが，『保育園は有職無職を問わず，母子の孤立・

密着を防ぎ，子どものコミュニケーションの場と成長発達の場』として考える必要がある。また，乳幼児の夜間保育は避けるべきである。

保育は親と保育士が共同で，人間としての基礎を育てる教育であるので，保育士の報酬を検討すべきである。

国は平成30年度から働く母親の待機児童対策として幼稚園で2歳児を受け入れることを決めたが，専業主婦の子ども対策までは及んでない。専業主婦の子どもが1歳過ぎたら，徒歩圏内の幼稚園や保育園で午前だけの母子参加ができる正規の保育があればと考える。

オランダでは1歳6ヵ月頃から幼稚園に週2～3日午前だけ親子で通う制度があり，子どもの傍で母親が子どもを見守っていた。

余談だが，筆者の子どもが通った小学校は小規模で複式学級であった。隣には大規模小学校があり，親子は自由に学校を選んだ。体育館は共用であった。現在わが国で「置き勉」が問題になっているが，低学年の子どもが学校に持って行くのは，飲み物とおやつだけで宿題はない。低学年の子どもは親が送迎し，昼食は自宅で食べる。従って，送迎に4回往復した。親が働いている家の子どもは，ランチを持参してパートの女性が世話をするので，先生方は昼休みの休憩をしっかり取ることができた。現在の日本の先生方のスーパーマンのような働き方を考えると，数10年の開きがあるように思う。

＜経産婦への支援＞

母親は産後直後から4ヵ月頃までは，赤ちゃんの世話だけでも疲れて大変である。ましてや，核家族の経産婦は赤ちゃんの育児に加えて，弟妹の誕生でパニック状態の上の子の世話で一日中座る暇もない。経産婦は初産婦より子どもに対して「キレたり・怒鳴ったり・叩いたり」などの否定的な感情や行動が多い（野口ら2000）。また，第2子出産後の母親は，第1子と第3子の母親より生活上の不満が強い。

母親がイライラして上の子どもを怒鳴ったりすると，自己嫌悪に陥

ってしまい，子どもの心も傷つき母子ともによいことはない。

　未就園児のいる経産婦で専業主婦の母親への支援として，妊娠後期から産後数ヵ月まで上の子どもを保育園での保育が可能ならば，安心して穏やかな育児ができる。そして，産後1〜2ヵ月は父親が保育園の送迎ができるような職場の配慮が望ましい。

第4章

子どもの成長

1　受精卵から胎芽・胎児の形成

　わずか0.1ミリの受精卵は子宮内で驚異的なスピードで成長し，妊娠10月末には身長50cm，体重3,000 gの立派な赤ちゃんに成長する。妊娠3週（胎生2週）には外胚葉，中胚葉，内胚葉の形成が始まる（表4-1）。

表 4-1　器官形成の始まる時期

中枢神経	妊娠 3週（胎生　1週）
心　　臓	妊娠 4週（胎生　2週）
眼	妊娠 4週（胎生　2週）
四　　肢	妊娠 5週（胎生　3週）
消 化 管	妊娠 5週（胎生　3週）
口　　唇	妊娠 6週（胎生　4週）
歯	妊娠 6週（胎生　4週）
耳	妊娠 7週（胎生　6週）
外 性 器	妊娠 7週（胎生　6週）
口　　蓋	妊娠11週（胎生　9週）

外胚葉からは胎児の皮膚・中枢神経系・目・耳・舌などの五感器が，中胚葉と内胚葉からは筋肉・骨・内蔵などが形成される。妊娠10週前後にはすべての内臓器官の形成が始まり，その後に細かい部分を整備し，出産後に正常に機能するように完成させていく。胎児の各器官形成が始まる妊娠初期は妊婦自身が妊娠を自覚していないことも多く，薬剤や放射線の影響を受けやすい。

脳の基本構造は妊娠20週頃にはほぼ完成し，妊娠26週頃には音や光への反射，呼吸につながる運動が始まり子宮外生活への準備が進む。胎児の脳は，最初は女性型と考えられている。男の胎児の場合は，受精後7週頃に精巣ができ男性ホルモンのアンドロゲン分泌によって，男性型の脳になると考えられている。体と心の性が一致しない性同一障害は，胎児期の脳の性分化障害に目が向けられている。アンドロゲンが分泌される時期に何らかの原因でアンドロゲン分泌が抑えられ，脳の男性化を妨げるのではないかといわれている。しかし，ヒトの脳の性分化についてはわかっていないことが多い。性同一障害は同性愛や異性装（女装・男装）などのLGBTとは異なる。

2　子宮内から子宮外へ

子宮内で胎児は子宮と羊水に保護されて成長する（表4-2）。出産によって第一呼吸（うぶ声）で臍帯からの血液供給は止まり，呼吸・血液循環は劇的に変換し自発呼吸が始まる。従って，子宮外では酸素以外の栄養・排泄・安全・温度調節・皮膚刺激は養育者からの連続的な世話が必要となる。

国立岡山病院名誉院長の故山内逸郎先生は，「生まれたての赤ちゃんに必要なものは，酸素，温度，初乳，愛（行動を伴った愛）」と述べた（山内1986）。

表 4-2 子宮内から子宮外への変化

子宮内（母子一体）	子宮外（二者一体）
酸素（血液）	自発呼吸
栄養（血液）	母親（養育者）
排尿（羊水中）	母親（養育者）
危険保護（子宮・羊水）	母親（養育者）
高温環境（37〜38度）	母親（養育者）
皮膚刺激（子宮・羊水）	母親（養育者）

　出産後は酸素はもちろんだが，子宮内の 37 〜 38 度の高温環境から室内は 25 度前後の低温環境となり，新生児は体温調節が未熟なので保温が必要となる。また，初乳には母体のすべての免疫が含まれているので感染を予防する。

　行動を伴った愛とは「皮膚刺激・声かけ・目を合わす」などである。胎児の全身を覆っている皮膚は，中枢神経系と同じ外胚葉から分化し刺激の受容体として機能する。子宮は小刻みに収縮しているので，羊水は揺りかごのように胎児の皮膚を刺激して中枢神経に伝達する。また，胎内では母体の心臓の鼓動や腸の蠕動音だけでなく，外からの母親の声や騒音を聴いていて，大音量に胎児の心拍数は早くなり恐怖すら感じる（大島 1983）。また，新生児の視覚は色や人の顔を認識できる。

　このように，新生児は①皮膚接触（接触欲求は食事欲求より大きい）②聞こえる，③見える機能を備えているので，やさしく抱き，穏やかな声かけをして目と目を合わすということが「行動を伴った愛」といえる。

3　生後1年は子宮外胎児

　牛や馬などの赤ちゃんは生まれてすぐに歩くことができる。カンガルーの赤ちゃんはたった1～2gの体重だが，自力で這って母カンガルーの袋（育児嚢）に入る。猿の赤ちゃんはしっかりと母猿にしがみつくことができる。しかし，ヒトの新生児は，泣くことと手足をバタバタ動かすことだけで寝返りすらできず，ましてや母親にしがみつくことなどできない。

　動物学者ポルトマン（1961）は，ヒトの新生児は生理的早産で，生後1年は「子宮外胎児」として特別な世話が必要であり「人間の尊厳は，子宮外に出た胎児の期間に獲得される」と述べた。なぜ，生理的早産で生まれなければならないのかは，「驚異的に成長する脳の成熟は子宮内では時間的空間的に難しいから」と述べた。

　生まれた時の脳の重さは400gで体重3,000gの13%だが，成人の脳は1,300～1,400gで体重60kgとすると体の2%にしかすぎない。脳の重さは生後1年で800g，3年で1,100g，4年で1,200g，6,7歳で1,300gに達する。脳は成人の重量の1年で62%，3年で85%，4年で92%，6,7年で100%に達する。生後1～3年間の脳の成長速度は著しく，特に生後1年で成人の三分の二に達し，この時期に子どもは非常に多くのことを学んだり行ったりする。

　【図4-1】には0～20歳までの臓器別成長曲線（スキャモン改変）を示した。神経型は脳中枢神経，一般型は体重・身長・内蔵・骨・筋肉など，生殖型は第二次性徴を表す。乳幼児は神経の成長が著しいため頭でっかちの体型となり，性成熟は女子が男子より2年ほど早く訪れる。

図4-1　0〜20歳までの臓器別成長曲線（スキャモン改変）

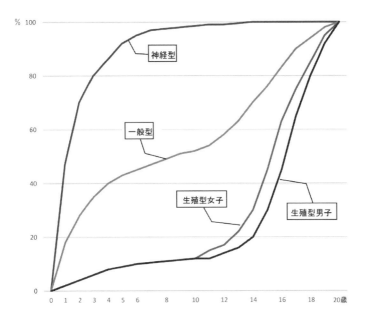

4　脳は生命の司令塔

　ギリシャ医学の祖ヒポクラテスは脳が生命の司令塔であると記述して，古代から脳の重要性が認識されていた（小川 1987）。
　ヤング（1979）は，「新生児の脳は，おそらく，依然としてほとんど白紙状態でありながら，ある種の事物を学ぶための特定の能力を備えている。したがって，そこに生活を続けるために有効な経験の記録がすばやく書き込まれるのである。子どもは無力な状態にあることから，自分の必要を満たしてくれる他人に完全に依存している。そこ

で，彼がまずはじめに習得することは，彼の欲求を満たしてくれる反応を他者に引き起こさせることである。笑って受け入れてくれるか，そうでないか，というふうに子どもは，他者の反応の信号を認識することを学習する。彼は，自分の起こした騒ぎや行動のどれが自分の安寧幸福を増すのかを学習する。要するに，彼は情報を交換することを学ぶのである。実際，彼の脳の構造は，他のなによりも情報交換の課目を学べるようになっているといえる。」と述べた。

受精卵は分裂して二つになり四つになり，つぎつぎと細胞数が倍増していく。最初に外胚葉の壁が凹んで神経版ができ，神経芽細胞が分化し，増殖して脳が大きくなる。脳は神経細胞（ニューロン），グリア細胞，血管と細胞外空間からなる。神経細胞（ニューロン）は核を持つ細胞体とそこから伸びる樹状突起，軸索の3つからなる。軸索の末端が他の神経細胞の樹状突起とつながって神経回路ができ，電気信号を出して情報を伝えるという，脳の重要な働きをする。グリア細胞は神経細胞の電気信号が円滑に伝わるように裏方の機能を果たす。

脳は生命維持に重要な呼吸・循環・睡眠・食欲などの機能と，記憶や学習などに代表される高次神経機能（思考・意思・情動・認知・言語）の中枢機能がある。呼吸循環機能などは胎児期にほぼ完了するが，高次神経機能は生まれてから様々な経験を通して発達する。

神経細胞（ニューロン）は，シナプス（神経結合部）を介して他の神経細胞と結びついてネットワークを形成し，感覚器官が受け取った刺激を電気信号として脳に伝える。刺激を受け取る感覚は古くから五感（皮膚触覚・視覚・聴覚・味覚・嗅覚）として知られている。現在はさらに多くの感覚があることがわかっている。

神経細胞数（ニューロン数）は胎児期にピークに達し，神経細胞同士のつなぎ目であるシナプス数は1～3歳前後まで急激に増やした後は，不要である神経細胞は取り除かれ，刺激のないシナプスは刈り込みによって退化していく。

つまり，神経細胞はとりあえず最初は広く手をつないでおき，あと

で不要な手を間引く。この「多めにつくってあとで減らす」方式のほうが「必要に応じてふやす」方式よりも周囲の状況に敏感に対応できるとされている。必要以上に多くの神経細胞がつながっていると，目的の動きを行う神経回路以外でも情報の出力が起こり，細かい動きができないためだと考えられる。例えば，1歳の子どもは「チョキ」の手をするのが難しい。これは人差し指と中指だけを伸ばそうとするとほかの指も伸びてしまうためだ。そこで不要な回路を除き，神経細胞の再編成を行うのである。神経回路を柔軟に変化させて土台を完成する0〜3歳頃の時期を感受性期（以前は臨界期）という（仁志田2014，池谷2015）。

このように，脳では社会に適応するパターンを形成しながら人間としての基本的生活能力を身につけていく。神経細胞の再編成が行われる3歳頃になると，自分だけでなく，他人の状況をも理解するようになる（甘利ら2008，池谷2015，水谷2014）。3歳までにいろいろな経験をしてシナプスを増やすと，知恵がつき，知識はあとからついてくる（久保田2009）。

ハッテンロッカーら（1982，1997）は，特に大脳皮質のシナプスの密度を調べる研究を続け，シナプス密度は生まれてから8ヵ月から1歳頃がピークで成人の1.5倍に達していることを発見した。

また，脳の成長をDNAの増え方からみると，妊娠5週から20週にかけて爆発的に増え，生後2〜6ヵ月ころに次のピークがあり，その後はだんだんと少なくなる。脳内でDNAが増えるということは，細胞が分裂して数が増えることで，脳の成長にとって大切な時期である（久保田1984）。

以上のことから，脳がはたらくための基礎は，妊娠中から生後1〜3年が重要で，「三つ子の魂，百まで」といわれるゆえんであろう。

脳は心地よい状態のときによく発達する。赤ちゃんが快・不快や要求を受け入れる人になつくことを「愛着」という。要求をよく受け入

れる人には安定した愛着が，あまり受け入れてくれない人には不安定
な愛着が発達する。

　乳幼児期に痛みや不安が繰り返され長引くと，不安定な愛着や脳の
発達がゆがむ。虐待や基本的欲求（空腹・眠りたい・甘えたい・遊び
たい）が無視されると，ストレスホルモンの分泌が増え，脳の構造や
機能の発達に影響する。虐待を受けた子どもは，情動を司る大脳皮質
や大脳辺縁系が普通の子どもより未発達で小さく，神経細胞同士を結
ぶシナプスも少なくなる。脳波の研究では異常な脳波が出現し，脳の
発達のゆがみが認められ，後年の精神障害につながるともいわれてい
る（渡辺 2006）。

5　脳の成長

I) 栄養と環境

　脳の成長には，栄養と環境が影響する。胎児期は脳が非常に大きく
なる時期で栄養が不足すると，神経細胞（ニューロン）数の増加速度
が遅くなり，細胞数が少なくなる。脳細胞分裂や髄鞘形成が活発な胎
児期から 2 〜 3 歳までの感受性期（critical period）に重症な栄養失
調症があると，脳重量は減少し頭囲の発育も不良となり，障害が残る
ことがあるので，母親は妊娠中からの栄養が大事である。

　環境の影響（図 4-2）については，生まれたばかりのネズミを「豊
かな環境」「普通の環境」「貧しい環境」で育てた実験がある（久保田
1984）。

　普通の環境を基準にすると，豊かな環境で育てたネズミは脳の皮膚
感覚を受け取る場所も，視覚を受け取る場所も大きくなっているのに
対して，貧しい環境で育てると受け取る場所が小さくなる。

　「子どもが一人育つためには村中の人が必要」というアフリカのこ

とわざがあるという（柏木 2011）。村には，さまざまな力をもった老若男女が住んでいて，そうした多様な人との関わりが，子どもの成長に必要であることを意味している。従って，子どもにとって豊かな環境とは，多くの人との交わりであって，お金や物ではない。

また，生後の食事による栄養が豊かであっても，愛情がない場合は体重増加が悪いことが知られているので，体と脳の成長には食事からの栄養と愛情深い豊かな環境が大事だ（前田 1987）。

図 4-2　子どもの育つ環境（久保田 1995 改変）

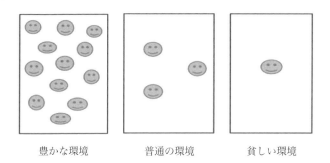

豊かな環境　　　　　普通の環境　　　　　貧しい環境

2）さわられること

受精卵は胚→胎芽→胎児と成長するが，最初の段階では外胚葉のみが存在し，外胚葉は脳，皮膚，目，耳といった外界に触れる器官に分化していく。皮膚，目，耳は神経組織からできていて，子宮内と子宮外の刺激を受け取る器官となる。また，胎児は子宮内では呼吸の練習，

指しゃぶりによる哺乳の練習，羊水を飲んでおしっこをするなど子宮外の生活に適応できるように準備している。

　生まれたばかりの赤ちゃんは，すべてを他者に依存していて無力そうに見えるが，赤ちゃんの脳には，生後に体験するであろうすべてのDNAの鋳型が組み込まれている。生後の早い段階で母親の顔や声に反応する。

　また，「さわられ方」で母親，父親，その他の人を区別ができるほど非常に敏感である。赤ちゃんにとって「さわられる」ことは，食事や酸素と同じように正常な成長発達に必要不可欠で，脈拍，呼吸，食欲，睡眠などの生理機能をも最適な状態にする。

　子宮内の胎児は妊娠23〜35週の間に素早い眼球運動が知られていて，光を照射し続けた時には心拍数が上がり，すでに光を感じ取っている。

　胎児の脳波を記録すると，妊娠28週頃から光に反応する脳波が見られ，大脳の視覚野の基本的ネットワークが発達している。生まれた時の赤ちゃんの視力は0.02程度だが，20〜30cmの距離で人の顔を識別でき，赤ちゃんは授乳時に母親の顔をしっかりと認識できる（乾2015）。

　さらに，胎児は子宮内で母親や外界の音を聞いている。胎児に音を聞かせると妊娠27〜28週では身体を動かす運動反応が見られ，同時に心拍数が上がり，胎児の脳波は妊娠30〜32週になると安定して記録できる。

　従って，胎児は母親の声を認識しているので，生後に視覚・聴覚・触覚に触れることは，ノーベル賞を受賞したローレンツの刷り込み理論（インプリンティング）などから，新生児期から乳児期の脳は「これが母親だ」と刷り込んで母親を覚える（ローレンツ1998，松島2012）。「人見知り」は赤ちゃんの脳に母親がしっかりと刷り込まれたことといえよう。

　ハーロー（1978）はミルクが出る針金母親模型とミルクが出ない布

母親模型を並べて赤ちゃんサルの行動を観察した。その結果，赤ちゃんサルはミルクを飲む以外は布母親模型のそばで終日過ごし，柔らかい皮膚接触がミルクを飲むよりも赤ちゃんサルの成長に必要であることから，愛情変数としての育児の第一の機能は，母親との密接な身体接触を頻繁に確保することであることを示唆した。

　妊娠中は母体と胎児は身体的な一体性だが，出産後は母子は社会的な二者一体性となり，母子の心理生物学的共生の時期となる。
　胎児期は羊水による皮膚刺激で自己と環境の区別が認識できたが，産後は赤ちゃんは母親（養育者）との皮膚接触を通して，他者や環境との境界を確立していく。皮膚接触は脳に栄養を供給するグリア細胞の増加だけでなく情緒を司る樹状突起のシナプス形成をも促進する。赤ちゃんは空腹欲求の満足より皮膚接触欲求の満足の方が強く，皮膚接触は脳（心）を育てる。

6　子育ての基礎は授乳・哺乳

　胎児にとって子宮内は，最高に快適な恵まれた環境だ。胎児は母体にすべてを依存していて胎盤は命綱だが，出産後は乳腺が第二の胎盤として命綱となる。かつて母乳の代用品がなかった時代には，母親の出産死や母乳の出が少ない場合は，もらい乳や乳母さがしに奔走した（沢山 2017）。
　授乳とは母親が赤ちゃんに乳を飲ませることで，哺乳とは赤ちゃんが乳を飲むことをいう。
　画家ルノアールの「授乳する母親」や「子どもに乳を飲ませる女性」の絵は，子どもの大きさから生後数ヵ月以上と思われるが，女性と子の穏やかで幸せな様子が伝わってくる。
　哺乳動物は，その分類名に哺乳という言葉が用いられているよう

に，乳を飲み，飲ませるという行動が最大の特徴である。「母子関係は，人間関係のネットワークの基礎である」という言葉があるが，「母子関係の基礎を形づくるもとが哺乳という行動」である（中川 1990）。

　乳を飲むこと（食べること）は生命維持の基礎であるので，乳を飲みたいという意欲（食欲）が満たされることで充実感をおぼえ，これを重ねることで食欲という意欲が発達し，それから後の種々の意欲の発達の基礎となるので，子育ての基本は授乳（哺乳）である。

　食欲のメカニズムは脳の食欲中枢（摂食中枢，満腹中枢）から前頭葉に送られ，ここで他の情報の刺激もまじえて最終的に総合判定され，また逆に食欲中枢を刺激して強化される（二木 1995）。

　フロイトは人格の発達に「精神・性的発達理論」を唱えた（田島ら 2016）。生まれてから最初の 1 年間，子どもが「快」を感じる部位は口に含まれる口唇，口腔粘膜，舌である。この期間，赤ちゃんの主なやり取りは口を通して行われ，何かを食べたり，口に入れたりして口唇部の刺激に快感を感じる。赤ちゃんは親に完全に依存しているため，授乳によるこの口唇への刺激によって，赤ちゃんは信頼や快適といった感覚を学ぶ。人生の初期段階での経験は人格形成に大きな影響を及ぼし，その後の人生にも影響を及ぼし続けることになる。心理分析論では人格はだいたい 5 歳までに形成される。

　このフロイトの理論は，脳の触覚領域に占める手・口・唇・舌を表す部分の割合が大きいことと関係しているといえる（Penfield 1950）。

　長谷川（安川 2007）は，生後およそ 1 ヵ月の赤ちゃん 33 人を対象に，ミルクを飲んでいる時，脳のどの部分の活動が高まるかを近赤外分光器で調べた。その結果，さまざまな場所の活動が高まることがわかり，唇や舌で触れて得られる触覚の情報が後頭部の活性化につながったと推測した。

　病院で授乳指導をしていると母親は全身が緊張し，指先までガチガチにこわばりリラックスできない。赤ちゃんはといえば，手足の指先

までピンと力を入れて全力で哺乳する。最初は母子とも慣れないので授乳・哺乳はうまくいかないが，回を重ねるごとに上手になる。赤ちゃんは授乳時に愛情をもって抱かれることで，混乱や不安や緊張がなくなり情緒が安定する。このように，授乳・哺乳は赤ちゃんの五感（触覚・視覚・聴覚・味覚・嗅覚）を刺激し，情緒的関係がスムーズとなり子にとっては至福の時となる。

成書には「3時間おきに1日8回の哺乳」とあるが，ウィニコット（1993）は「ごく自然の哺乳とは赤ん坊が欲しがる時に与え，止めたいと思う時に止める授乳法です。三時間おきの授乳は母親にとっては好都合です。しかし赤ん坊が三時間おきに規則正しく空腹になるように調整されている限りでは，赤ん坊にとっても自分の欲求が充足されるように感じられるでしょうが，この感覚がその子どもにとって長すぎる場合には，赤ん坊の苦痛は続きます」と述べた。

赤ちゃんの哺乳のリズムは，前述したが産後1〜2ヵ月は不規則な日が続く。特に退院直後の産後2〜3週は，授乳したと思ったらすぐに泣き出して何をやっても泣き止まない時があり，初産の母親は不安でパニックになる状況は，日本だけでなく欧米でも報告されている。

赤ちゃんの不規則なリズムはフリーランといい，体内時計による赤ちゃん自身の生活リズムを確立する大切なことである。また，赤ちゃんは子宮内環境から子宮外環境への急激な変化に戸惑い，空腹だけでなく不安や淋しさを感じている。赤ちゃんが泣いたら授乳すると次第に規則的になる。

しかし，母親は産後3〜4ヵ月までは頻回に夜間の睡眠が中断され，髪を振り乱して，フラフラ状態で頑張っているので，家族や行政の支援で「母子の蜜月の時間」となることが大事だ。

2018年夏，アメリカ映画「タリーと私の秘密の時間」が上映され話題となった。3番目の子どもを出産したマーロは，疲労困憊しながら育児と家事を黙々とこなしていた。夫ドリューは彼なりに育児を手伝っているつもりでも，マーロにとっては十分ではない。睡眠不足と

疲労，心労が重なって明るさを失ったマーロを心配した，彼女の裕福な兄が「ナイトシッター」をプレゼントする。筆者は実際に観たわけではなく，新聞記事の紹介だが，産後の数ヵ月間の母親の辛さは世界中どこでも同じだ。

　筆者は核家族で 3 人の子育てをしたが，子育てが一段落した時に，一番辛かった第 2 子の時，産後 3 〜 4 ヵ月まで週 2 〜 3 回でもベビーシッターをお願いしたらよかったと思った。2 歳違いの上の子は泣きじゃくり，まとわりつくのでおんぶして，第 2 子には立って母乳をあげたこともあった。子どもにとっても母にとっても辛い時期であった。

　母乳の分泌量は最初は少量だが，産後 3 日頃には乳房が緊満して分泌量が増す。新生児の 1 回の哺乳量は「日齢× 10 g (ml)」なので，1 日目は 10 g × 8 回 = 80 g となる。山内（1986）は，体重 3kg で生まれた赤ちゃんの 1 日総哺乳量は日齢ゼロ日 27 g，日齢 1 日 75 g，日齢 2 日 165 g，日齢 3 日 280 g と報告した。

　母乳の組成は早産と満期産では異なり，早産の場合は赤ちゃんの成長に必要な大切な成分が濃厚に含まれている（周産期医学 2015）。

　NICU に入院中の赤ちゃんには，母乳は 1 滴でも 1ml でも大切だ。哺乳量は体重当たり何 g と計算するので，早産の赤ちゃんの 1 回量は満期産の赤ちゃんより少ないので，母乳分泌量が少なくても悲観しないことだ。

　赤ちゃんは母親の顔や目をジッと見ながら必死に母乳を飲むが，手の神経機能が発達すると母親の乳房や顔，髪の毛を触る。また，乳首を口に含んだまま乳房を引っ張り，周りをキョロキョロ見渡して外への関心を示すようになる。唇や舌が脳で占める面積は大きいので，母親に抱かれて乳首をくわえていることは安心・安全感につながる。

　固形食を食べるようになると母乳の分泌量は減少し，栄養としての役割は食事にかわる。現代は離乳が早くなっているが，かつては 4 〜 5 歳まで母乳を飲んでいた時代があった。子どもにとって乳房は精神

安定剤だが，早すぎる離乳も遅すぎる離乳も問題があるので，子ども
の様子をみよう。

　母乳の利点については，長い人類の歴史で証明されているので，省
略するが，母乳は不思議な生き物だ。赤ちゃんのことを思ったり，泣
き声が聞こえると，突然，乳房は緊満して固くなり，自然に母乳がポ
タポタと垂れる。夫や家族の支えがあると母乳分泌は良好だが，大き
なストレスを受けると母乳はピタッと完全に止まる。母乳圧出には母
親の脳からオキシトシンというホルモンが作用するが，脳は母親の感
情に敏感のため，オキシトシン分泌がストレスで止まるからである。

7　皮膚のこころ

1）皮膚接触の重要性

　皮膚の機能に関する知見は，1940年以降に増加して皮膚が身体の
重要な器官体系であることが明らかになった。皮膚からの刺激を受け
取る脳の触覚領域は非常に広く，人間の発育において触覚の機能はか
なり重要で，脳の触覚領域では，手・口・唇・舌を表す部分の占める
割合は前述したが広い（Penfield 1950）。

　解剖学者のハムネットが1921-1922年に発表した論文に，甲状腺と
副甲状腺を完全に除去したラットの実験がある。手術後，当然死ぬと
予想したのに何匹か死なずにいることに注目し，生き残る数が多いラ
ットは人間との触れ合いが多いグループであることがわかった。一方，
給餌とケージの掃除のついでに飼育係と接触したラットは，臆病で恐
怖と怒りを示した。このことは皮膚接触が生死を左右するだけでなく，
行動上の発達に影響を与えることを示唆した（モンタギュー 1977）。

　また，1950年代にレバインらは実験室で生まれたラットの赤ん坊
をきょうだいたちから引き離し，15分間，人間の手で優しく扱うこ

とを21日間続けた。この3匹にはポジティブな行動傾向が見られ，恐怖心が弱く，新しい環境を探索したり，ストレスへの反応は小さく，血液検査では，短時間のストレスにさらされたときに分泌するストレスホルモンの副腎皮質刺激ホルモン（ACTH）とコルチコステロンが少なかったと報告した（リンデン 2016）。

　哺乳動物の母親が生まれた仔の泌尿生殖器をなめる行為は，排泄機能を促す。出産直後に母親から引き離された仔は，代理の人間が刺激をしないと死んでしまう。人間の母親は動物のように子どもをなめたり，毛づくろいをしたりしないが，モンタギュー（1977）は「動物の舌でなめることに相当する行為の一つの代表として，出産の際に女性が経験する長い分娩時間である。子宮内では，胎児は羊水や子宮壁から刺激を受けているが，これらの刺激は，分娩の過程で，非常に集中的に行われ，これは，出産後の機能を維持していくシステムを整え備えるためでもある」と述べた。

　胎児の肺胞は羊水で満たされているが，陣痛発作で肺は圧迫され羊水がしぼられ，出産と同時にうぶ声で肺に空気が一気に入り込み，肺呼吸が始まる。従って，うぶ声は泣きというより呼吸循環の転換のためである。

　人間の胎児で心臓以外で最初に機能し始める感覚は触覚と考えられている。それは妊娠の第8週前後のことである。人間は，視覚・聴覚・味覚・嗅覚を失っても生きられるが，皮膚機能がなくなったら生きられない。

　三重苦のヘレン・ケラーは，サリバン先生の皮膚刺激による教育で人間としての心を取り戻した。

　子どもの発達における触れ合い不足は，人手不足の児童養護施設に預けられたり，未熟児で保育器の中に隔離された場合にさまざまな発達障害が発現することで知られている。しかし，人手不足の児童養護施設で，1日20〜60分，子どもを優しくマッサージし，手足を動かしてやったところ，触れ合い不足の悪影響はなくなった。

皮膚接触の重要性は，早産未熟児の養育でも経験的に知られている。保育器のなかった時代に生まれた未熟児は，柳行李に湯たんぽを入れて保温したり，母親や祖母のふところに裸のまま抱かれ，肌のあたたかみで育てられた（久保田 1984）。

　1979 年，南米コロンビアは経済危機のため保育器が不足していたので，未熟児を母親の体温で保温してもらおうと，素肌に抱っこしてもらった。その結果，赤ちゃんの体温保持はもちろんのこと，未熟児の生存率はよくなった。1997 年には米国のマイアミ大学で未熟児ケアの「タッチセラピー」が発足し，赤ちゃんの心とからだの発達を促すとともに，母子の愛着形成に役立ったことから，NICU 病棟で「カンガルーケア」として世界に広まった（リンデン 2016）。やさしくなでると副交感神経に作用し，穏やかになるが，早く激しいなで方は交感神経を刺激するので注意する。

　ディビス（2003）は，子どもから年老いた者までの人生で「ふれるということ」は非常に重要であると述べた。

わたしにふれてください（ディビス）

もしわたしがあなたの赤ちゃんなら
どうぞ，わたしにふれてください
今までわたしが知らなかったやさしさを
あなたからもらいたい
おふろにいれてください
おむつを替えてください
おっぱいをください
きゅっとだきしめてください
ほおにキスしてください
わたしの体をあたためてください
あなたのやさしさとあなたのくれる快楽が

わたしに安心と愛をつたえてくれるのです

（以下，略）

2）移行対象としてのぬいぐるみ・ブランケット

　ぬいぐるみやブランケットがなければ眠れない子どもの話を聞くことがあるが，小児科医はボロボロのブランケットを持っている子どもは健全に発育していると言う。

　イギリスの児童精神分析医で小児科医のウィニコット（井原 2009）は，幼児が肌身離さず持ち歩くもので，それがないと不安になるブランケット，毛布，ぬいぐるみ，人形などの無生物を移行対象と呼んだ。移行対象は柔らかく暖かいもので母親をイメージさせるものである。子どもは移行対象に顔をうずめたり，頬ずりしたり，匂いを嗅いだりしていると，安全基地である母親と交流しているように思い安心する。移行対象は子どもの情緒的発達に貢献し，母子分離をスムーズにするための重要な役割を果たす。子どもの成長や家庭状況によって移行対象は代わり，子どもが情緒的に安定し，自己を確立したら自然にお別れする。

　移行対象は，❶移行対象等価物（おしゃぶり，哺乳瓶，指しゃぶり，母親の身体などで，厳密な意味では移行対象には含まれない），❷一次性移行対象（毛布，タオル），❸二次性移行対象（ぬいぐるみ，人形，おもちゃ）などである。

　心理学者ハーロー（1978）の布母親模型と針金母親模型の実験（写真4-1）で，サルの赤ちゃんは布母親模型に執着し，飢えを満たす針金母親模型ではなく，接触欲求を満たす布母親模型に慰められた。ハーローは成長したサルでも実験を続け，サルが今では自分よりも小さくなった布の母を引っ抱えて歩いたり，この布の母を手にして怖いものに立ち向かうという行動を報告した。小さな布の母をかかえて歩く

152　第4章　子どもの成長

サルの姿は，移行対象のぬいぐるみを持って歩き，それによって不安を鎮めている人間の子どもと同じであった。

写真 4-1　針金母親模型と布母親模型

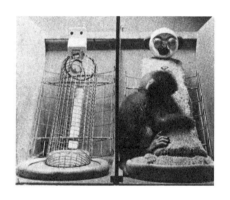

出典：H・F・ハーロウ「愛のなりたち」ミネルヴァ書房，1978
（許可を得て転載）

畠山（1981）は，母子関係・親子関係を小児科医として臨床的な立場からのみではなく，実験的な立場から研究を行った。出生後1週間程度の仔ザルを母親ザルから引き離して，ヒトの未熟児用保育器に収容した。A群は飼育者が直接仔ザルを手に抱いて授乳を行い，できるだけ仔ザルに目を合わせ，話しかけ遊んだ。B群は飼育者が全く仔ザルに手をかけないで哺乳ビンから勝手に飲む方式であった。母親ザルから保育器内に隔離されると，激しく啼き叫び，唸り声となり，布でつくった円柱様の枕にしがみつき絶望的姿を示した。ハーローの実験と同様に布に愛着を示した（写真4-2）。

写真4-2　ブランケットをかぶるサル（畠山1981）

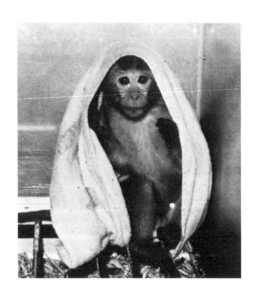

出典：畠山富而「実験育児学―育児学の理論と実践をめざして」
　　　メディサイエンス社，1981（許可を得て転載）

写真4-3は，風邪で保育園を休んだ1歳10ヵ月の女児だが，母親が仕事を休めないため知人が留守番をした。「ママいい」「ママいい」と泣き叫んだが，しばらくして諦め，母親のパジャマを抱きかかえて部屋を歩き，膝にパジャマをかけて何もする意欲がなくしょんぼりした。昼寝のときは母親のパジャマを顔や体にかけて寝た。この日の女児の移行対象は母親のパジャマであった。

写真4-3　母親の帰りを待つ1歳10ヵ月の女児

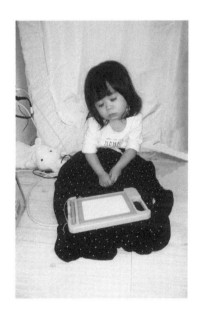

新生児にとっては保護的で快適な子宮から，出産によって母子一体だった母親から切り離されることは大きな出来事である。しかし，身体的な母子分離があっても，赤ちゃんは"自分"というものが母親とは別個な存在とは受けとめられていない。自分と他人が未分化な世界から，やがて"自分"と他の区分が少しずつ芽生えていく（柏木1992）。

　マーラー（1981）は，乳幼児が母親との未分化で共生的な存在から，一個の独立した存在として誕生するまでの分離個体化（いわゆる心理的自立）の時期を，おおよそ5ヵ月から36ヵ月（3歳）に渡る長期の発達的プロセスと考えた。0歳で子どもは個体として誕生するが，母親から心理的に独立するのは3歳頃になる。子どもは「自分は自分である」という独立した個体（個体化）を認識し，いつでも母親が助けてくれるという安定した母親像が心の中に作られる。3歳児神話というが，それは母親からの分離個体化の時期といえる。また，脳の神経細胞のネットワークは3歳頃に確立される。従って，心の発達は脳の発達と関係している。子どもはぬいぐるみに話しかけたり，食べさせる行為をしたり，おんぶをしたりして母親のイメージを心に刻みながら，空想の世界と現実世界を行き来し，次第に現実を理解していく。欧米の研究では，移行対象は6〜7割の子どもに出現するが，わが国では3割程度の出現率である（井原1996）。これは，欧米では子ども部屋やベッドでの一人寝に対して，わが国は添い寝や川の字で寝るため，親子の距離が近いことが関係していると考えられている。

　韓国，インド，アフリカ，アメリカのアフリカ系の子どもでは移行対象の発現率が低いか全く見られず，文化背景が関係すると考えられている（川田2015）。

　ミルン（1926）著の児童小説「クマのプーさん」の主人公ロビンはクマのぬいぐるみがお気に入りだった。挿絵のロビンはクマのぬいぐるみと手をつないで階段を上り下りしている。森ではプーさん以外のぬいぐるみとも遊んだが，9歳になり寄宿舎に入ることでプーさんと

お別れする。(ミルンが想像によって書いたが, 事実のように誤解され, モデルとなった息子は長年苦しんだ。)

　中井ら (2016) は, 乳幼児期から青年期までのぬいぐるみ遊びと自我発達について次のようにまとめた。

＊1〜3歳の自我発達に果たす役割
　1. 母子分離場面におけるぬいぐるみの役割
　　　　―「移行対象」として機能する
　2. 自我形成場面におけるぬいぐるみの役割
　　　　―自他分化・自我二重化を支える

＊3歳以降の自我発達に果たす役割
　1. 母子分離達成後にみるぬいぐるみの役割
　　　　―生涯にわたって健全な精神生活を支える
　2. 自我形成後にみるぬいぐるみの役割
　　　　―腹心の友となる

＊青年期の自我発達に果たす役割
　1. 第二の分離個体化を促進
　2. 慰める存在

　子どもはブランケットやぬいぐるみなどの柔らかくて暖かいものを移行対象として自己を確立していく。赤ちゃんが十分に母親に抱かれているならば, 移行対象は必要ないが, 24時間母子がピッタリとはいかず, 赤ちゃんのお気に入りのものがあるとよい。心理的に自立する3歳までは, 有職母親の働き方の改善が望まれる。

8 子どもの社会的な発達

　子どもの発達の順序は，❶無力な乳児（0〜1歳）：養育が必要な時期で基本的信頼感の獲得，持つ，歩く，話すなどの人間らしさの基礎を作り，❷感じる子ども（1〜3歳）：自律性（自己コントロール）の獲得，「三つ子の魂百まで」といわれるように人間としての基礎を作り，❸考え分別するこども（3〜6歳）：幼児パターンと成人パターンの移行期で，自己を確立し自発性を獲得する段階を経て，自己を受け入れ創造的で思いやりがあり，他人を無条件で愛する大人へと成長する（久徳1984）。

六つになった（ミルン）

一つのときは，
なにもかもはじめてだった。
二つのときは，
ぼくは　まるっきり　しんまいだった。
三つのとき，
ぼくは　やっと　ぼくになった。
四つのとき，
ぼくは　おおきくなりたかった。
五つのときには，
なにからなにまで　おもしろかった。
今は六つで，ぼくは　ありったけ　おりこうです。
だから，いつまでも　六つでいたいと　ぼくは思います。

この詩は，「クマのプーさん」の著者ミルンの詩だが，3歳で自己を知ったとある。6歳になると小学校入学だが，ランドセルを背負った子どもは，見送る親を振り向きもしないで，走って学校に行くようになる。

　子どもはこのように，1・2・3・4・5・6という年数ごとに，それぞれ特徴のある成長発達をする。

　乳幼児期に母性的養育者（多くは母親）から愛情に満ちた十分な世話を受けない場合は身体面だけでなく精神面の発達に影響があると考えられ，ボウルビィ（1951）は母性的養育の喪失と名づけた。

　近年，子どもへの暴言・暴力・育児放棄などの虐待は，子どもの脳へダメージを与えることが指摘されている（友田2011，2017，澁井2017，エリオット2017）。

　友田（2018）は小児精神科医として，30年にわたって子どもの発達を研究した。身体的暴力は虐待として誰にでも認識されるが，暴言などの大人の不適切なかかわりによって，子どもの脳は変形することが明らかになった。生まれたとき400gであった脳は，ゆっくりと成長し，時間をかけて生きるすべを習得する。胎児期，乳幼児期，思春期の時期に，親や養育者から適切なケアと愛情を受けることが，脳の健全な発達には必要不可欠だ。しかし，この時期に極度のストレスを感じると，子どものデリケートな脳は，その苦しみになんとか適応しようとして，自ら変形してしまう。その結果，子どもの正常な発達が損なわれ，生涯にわたって影響をおよぼしていく。

　脳から分泌される「オキシトシン」というホルモンは，分娩時には子宮収縮を刺激するが，別名「幸せホルモン」とも言われ，母親としての行動や愛情を調節する。脳脊髄液の中で，オキシトシンはキューピッドの役割を果たしていて，出産直後から自分の子どもとの絆を築こうとする力強い母性行動によって，母親と子どもを結びつけている（モベリ2008，フィールズ2018）。

産業革命以後，ヨーロッパの核家族と少子化は200年をかけてゆるやかに進行した。わが国では戦後の70年という短期間に核家族と少子高齢化となった。

　脇田（1985）はわが国の原始・古代から現代までの歴史的母性観について詳しく述べた。現代の母性観は産業革命以後の女性がシャドーワークとして家事育児を担当することが要因と考えられている。産業の発展と社会の変化の中で，母子の状況は急激に変化した。落合（2016）は家族の戦後体制における主婦や母親について詳述した。

　子どもの誕生を待ち望み「子どもを可愛がり，よい母親になろうと思っていた母親」が，「子どもを愛せなくなる母親」に追い詰められている（大日向2002，2007）。人間としての基礎を育てる乳幼児期の子育てを自己犠牲の無償の愛が母親だけに要求されると，無理がありゆがみを招く。

9　子育てに必要な養育者の態度

1）子どもに適したスピード

　「はえば立て，立てば歩めの親心」と言うように，毎日，成長変化する子どもには親の期待が高まる。子どもの身体的・神経学的な成長速度は，昔も今も変わりない。しかし，社会や親の生活速度は，年々加速度的に早まり忙しくなった。そのため，子どもは月齢・年齢以上の自立を無意識に要求され「早く，早く」と急がされる。しかし，子どもの神経機能は未発達で未熟練者であるので「転んだり，こぼしたり，壊したり，散らかしたり，おもらししたり」と熟練者である大人からみると失敗続きだ。母親や養育者が多忙やその他の問題で心に余裕がない場合，叱ったりすると子どもは自信をなくし，自己肯定感が低くなり発達はつまずいてしまう。母親や養育者は子どもに危険がな

いかを見極めながら，子どもが経験を重ね，脳のネットワークが整理されて，神経機能が発達するのを見守ることが大事である。

2）一貫性のある態度

　赤ちゃんは「泣くこと」で要求を訴え，母親（養育者）の世話を刺激として受け取り脳に伝えネットワークを形成する。母親の世話が毎回異なると，ネットワークは複雑になり，どのネットワークが重要かわからなくなる。赤ちゃんは「この時はお乳がもらえる」「この時はおむつをかえてもらえ気持ちよくなる」と一貫性のある世話によって脳のネットワークが強化され信頼感につながる。また，家族内の心理的対立があると，複数の養育者の誰の言うことを聞いたらよいかわからず，自分の思うように行動できなくなり，判断の基準が分からず制限を学ぶ機会を失うことになる。その結果，他人を思いやる心を失ってしまう。

3）子ども視点の育児

　子どもは生まれた時から自分の意思を持っている。哺乳量も自分で調節し，毎回，同じ量ではない。授乳中，新生児は疲れて途中で寝てしまうと，刺激して起こすことがある。ミルクだと飲んだ量がはっきりするので，残すと「もったいない」と思い，親は残さずに飲んで欲しいと思う。しかし，子どもは哺乳・睡眠・排泄などの快・不快の基本的欲求をとおして自己主張し，子どもは自分の願望を受け止めて認められることを求めている。それは子どもが成長して現実の諸制限を受け入れるという，難しい課題をやり抜く原動力となるので，子どもの様子をよく観察しよう。

9　子育てに必要な養育者の態度　　161

10　赤ちゃんなぜ泣くの

　多くの哺乳動物の赤ちゃんは，驚いたり，苦痛や恐怖を感じると，高い調子の金切り声や，キイキイという声を発する。これは，危険がおこっていることを，親や仲間に知らせる警告信号となる。

　哺乳動物の中で，人間の赤ちゃんの泣き声ほど「力強く，激しく，けたたましく，要求が満たされるまで長時間泣き続ける」動物はいない。赤ちゃんの激しい泣き声に一部の親はオロオロし，悩み苦しみ，イライラして痛ましい事件に発展することがある。

　サルの仔は生まれるとすぐに母親の毛にしっかりとしがみつき，何日も，何週間も，あるいは何ヵ月にもわたって，母親の体の気持ちよく暖かい保護を受け続け，離れることはない。成長して母親の体から離れる時でも，仔サルは驚いたり，恐怖を感じると一瞬のうちに母親のもとに戻り，体にしがみつくことができる。サルの仔は自分から積極的に母親と密接な肉体的接触を保つことができる（モンタギュー1977）。

　人間の赤ちゃんは，母親に抱かれて，見つめ合い微笑み合ってお互いにコミュニケーションをとり，さらに手が自由につかえることが成長発達を促すのである。24時間，母親の胸に抱かれていたら泣くこともないだろうが，世話する人に護ってもらう信号として「泣き声」に頼るのである。

　1956年，フランスのジーバーはユニセフの資金を得て，栄養不良が子どもの知能に与える研究のために，ケニアとウガンダで調査をした。

　ウガンダの子どもは生後4日目から絶え間なく嬉しそうに笑い，生後4日目までに，出生ストレスに関与する副腎ステロイドが完全に消退していることが解明された。当時のウガンダの母親は，一人で出産し，産後1時間ほどで，生まれたばかりの新生児を抱いて親類縁者に

162　第4章　子どもの成長

披露していた。新生児は母親の首から吊るした三角巾のような帯の中に，おしめも付けずに裸のまま収められ，そして四六時中，母親の胸から離れることなく育てられる。乳児は絶えず母親に触れ，撫でられ，唄を歌ってもらい慈しみ育てられる。乳児は欲しくなれば，いつでも乳を飲むことができ，泣くことはない。また，排泄物で吊り帯が汚れることはない。母親は，「乳児は，オシッコやウンチがしたくなれば教えてくれます。だから，その度に応えてあげれば，吊り帯が汚れることはありません」と答えた。しかし，現在はウガンダにも近代的な分娩施設が造られ，吊り帯で育てられなくなり，にこにこと幸せそうな表情のウガンダの乳児の特徴は認められないそうだ（澁井 2017）。

モリス（1995）は，出産後3日で，23人中22人の母親が，就寝中に子どもの泣き声を聞かせる実験で，ほかの子の泣き声がどんなに悲しげであっても，反応はまったくなく，すやすや眠ったままだったが，わが子の泣き声がテープから流れると，たちまちぱっちり目を覚ましたと報告した。

筆者は産科病棟で働いていた時，4人部屋の母親が隣の赤ちゃんが大泣きしても，ぐっすり寝ていることに出会い不思議に思ったことがあった。わが子の泣き声を聞き分けるのは，母親にひそむ力といえる。

赤ちゃんが泣く理由は，二つある（ウィニコット 1985）。

肉体的苦痛：空腹，オシッコ，うんち，眠い，痛い，かゆい，寒い，暑い，発熱，ゲップが出ないなど。

不　　　安：環境の変化，不安，一人ぼっちで淋しい，夜泣き，黄昏泣き，過剰な刺激，刺激が少なすぎる，突然に体の支持を失う，欲求不満など。

空腹のときに泣くことは当然だが，生まれたばかりの赤ちゃんは，子宮外環境に戸惑っていて，淋しさも赤ちゃんが泣く大きな原因の一

つだ。これといった原因が見当たらない時は，赤ちゃんは「淋しい」と訴えている。赤ちゃんは親が抱き上げてくれるまで泣き続ける。あまりに放っておかれると不安になってさらに泣き続けるので，抱きましょう。

　原始反射の一つに「モロー反射」があるが，別名「びっくり反射」ともいう。生後数ヵ月は，大きな音や明るい光，体がグラッと傾いた時に，びっくりして泣く。また，オシッコやうんちをした時でさえも，びっくりして泣いて知らせる。赤ちゃんはびっくりした時に，自分自身をなだめることができないので，周りの人が抱いてなだめることが必要だ。「モロー反射」は小児科健診の診察方法の一つで，4ヵ月頃には消失するので，脳の中枢神経の発達状況を知る指標となっている。

　また，刺激の少ないのもよくない。赤ちゃんの脳は適度の刺激を受けて成長する。生後半年から1年の赤ちゃんは欲求不満でも泣く。なにかやりたいのに思うように動けない場合は泣いて親の助けを求める。

　授乳をしても，おむつをかえても泣き止まない場合は，胎児のように膝を曲げ体を丸く抱くか，「おくるみ」の程よい強さで抱くと安心する。

　赤ちゃんを「くるむ」効用について実験したところ，赤ちゃんがやわらかく暖かな毛布やショールにくるまれていると，鼓動や呼吸がゆっくりになった。さらに，泣いたりむずかったりが少なくなり，よく眠った。一方，くるまれていない赤ちゃんは，元気に手足をばたつかせるが，緊張して落ち着かず，むずかりやすかった（モリス 1979）。

11　なぜ赤ちゃんはかわいい

　2017年6月12日に上野動物園でパンダの赤ちゃん（シャンシャン）がうまれた。日本中が大騒ぎし，毎月の成長状況はメデイアで紹介され，同年12月にデビューすると多くの人が見学に訪れた。

　パンダの赤ちゃんだけでなく，仔イヌ，仔ネコ，ヒヨコ，仔サル，獰猛なライオンやトラの仔もみな可愛い。人間の赤ちゃんは自分の子どもだけでなく，道で出会う見知らぬ赤ちゃんもみな可愛い。

　動物の種類によって異なるが，赤ちゃんは「ああ，可愛いな！」と護ってやりたくなるような信号刺激を発している。イノシシの子どもの体には，横に筋が走っていて，ちょうどウリの実のようなので，「ウリンボ」とか「ウリ坊」と呼ばれる。そのような信号は仲間の大人たちに保護してもらうためのもので，「ベビー服を着ている」ことが必要なのだ（戸川 1986）。

　人間の赤ちゃんを可愛いと思わせる信号刺激は以下のようである。

〈丸くてポチャポチャしている〉
　　顔が丸いというのは顔面を作っている顔面骨と脳を納めている頭蓋骨の比率に大きく関わっている。人間の子どもは，生まれてから大人に育つまでに様々なことを学習し，脳を発達させていく。そのためには，もともと大きな脳が必要なので，生まれる時に頭蓋骨は，ある程度の大きさ，容積がなければならない。脳の重量は生まれた時は体重の13％だが，60kg成人はわずか2％にすぎない。手足などの他の骨や筋肉は，生後によく成長する。頬の筋肉も母乳を飲むことで強くなる。

〈体型がアンバランス〉
　　大人は7等身から8等身だが，赤ちゃんは3等身から4等身であ

る。

　体の各部分の発育速度が違うため，大人になってバランスがとれ
　るように，アンバランスになっている。

〈柔らかい〉

〈中性的で甲高く甘えた声や幼い言葉〉

〈動作が幼くあぶなかしい〉

〈小さい〉

12　子どものこころを育てる

　親は子どもが心身共に健やかに育つことを願って，日々子育てに励
んでいる。特にこころの健やかさは，人に対する思いやりに現れる。
この「思いやり」の育ちは，生まれた瞬間から始まる。

　平井（1995）は，「思いやり」を育むことを次のように提案した。

〈第一段階：不快（空腹，おむつ，怖い，etc）を快にする〉
　赤ちゃんが泣いたら親や養育者が，抱いて暖かく受容し快い状態
　にすることで，赤ちゃんは親や養育者に対する絶対的な信頼感が
　芽生える。赤ちゃんの要求に応じた「抱っこ」は決して「抱きぐ
　せ」にはならない。この時期は，甘えをたくさん受け入れること
　が大事である。

〈第二段階：生後7～8ヵ月には「人見知り」が現れる〉
　何でも「ママ」でなければと激しく泣く赤ちゃんをうっとうしく
　思うこともある。しかし，「人見知り」の有無で子どもと親や養
　育者との「信頼関係」の成立したことがわかる。この信頼関係が，
　「情緒の安定」につながり「思いやり」の発達の基盤となる。人

166　　第4章　子どもの成長

見知りは，赤ちゃんの脳に「親や養育者」が刷り込まれたことになる。

〈第三段階：自分の気持ちや行動を素直に表現する〉

　情緒の安定が得られると，子どもは自分の気持ちや行動を安心して素直に表現できる。2 ～ 3 歳頃の第一反抗期には，自己主張をして親や養育者の言うことをきかなくなるので，その対応に困ることが多いが，この自己主張は「思いやり」の発達には大切なことである。頭ごなしに否定するのではなく，親や養育者は，困ることやいやなこと，悲しいことをを伝えよう。子どもはすぐには親や養育者の気持ちを理解できないが，自分とは違う思いをもつ人がいることを何となくわかってくれればよい。

〈第四段階：自己主張を見守る〉

　自分を主張して，けんかになったり，かんしゃくを起こした時に，その葛藤している自分の気持ちを自分でおさめるまで，暖かく見守ることが大事だ。この葛藤体験は何度も繰り返されるが，自分を信頼している人がいることにより，安心して自分の気持ちを整理することができ，相手の気持ちを感じ取ることにつながる。子どもの喧嘩の場面で，親や養育者は裁判官のように判定を下したり，何も関わらない場合もあるが，どちらも子どもの気持ちをくんでいないので，「思いやり」が育つことにはつながらない。「思いやり」が育つ上で大切なのは，子ども自身が「思いやり」を受ける体験である。

12　子どものこころを育てる　　167

アメリカインディアンの子育ての格言

乳児はしっかり肌を離すな
幼児は肌を離せ，手を離すな
少年は手を離せ，目を離すな
青年は目を離せ，心を離すな
（ウォール＆アーデン 1997）

仁志田博司先生の言葉（未熟児新生児医学の権威）

子育ては
ひたすら子どもを抱きしめる
それがあたたかい心を育む第一歩

13　子どもの人権

1）子どもの発見

　人類の歴史は食料（経済）と自由（思想・人権）を主軸として変遷し，現在も世界中で大小様々な紛争が絶えない。また，今後も自国ファーストで紛争はなくなる状況にはない。

　子育ての様相は社会の様相と表裏一体だが，子育ての様相は時代や国ばかりではなく，同じ国の同じ時代でも社会階層（貴族上流～中産階級～貧困大衆）によって異なっていた。

　ヨーロッパの子育ての様相は長い「子殺し的」「子捨て的」の時代を経て，13 ～ 14 世紀のイタリア・ルネッサンス時代から次第に子どもに対して関心が厚くなり，親と子どもの間が心理的に接近する「侵入的」となり，近世になって子ども中心の「社会化的」「助力的」に変遷した（宮沢 1979）。

人々が自分自身を内省の対象とみる近代的個人の登場は，産業化時代に始まる（プラマー 1991）。次いで，子どもが個として価値ある存在として認められ始めたのは，ヨーロッパでは 17 世紀の生産性が向上した産業革命以後であり，日本では太平の世の江戸時代以後であった（アリエス 1980，バダンテール 1981，横山 1986，本田 2000）。

　しかし，フランスでは 18 世紀においても，都会の子どもが田舎に里子に送られ，パリでは 1 年間に生まれた 21,000 人の子どものうち19,000 人が里子に出された（バダンテール 1981）。

　18 ～ 19 世紀の欧米の児童文学書には，孤児，児童労働，児童売買が描かれている。1995 年に放映されたアニメ「ロミオの青い空」の原作である「黒い兄弟（1941 年初版）」の作者テツナーは序章にこう記した。

　「スイスの国立図書館の古い記録に，スイスの山奥の貧しい農夫たちは，8 歳から 15 歳になる自分の子どもたちをミラノの煙突掃除夫に売っていたことがある」と。

　イギリスでも産業革命によって，子どもが悪環境の下で働くことを強いられたことがあり，1833 年工場委員会の報告は，次のように説明した。

　「工場主はまれに五歳から，・・・・たいていは九歳から，子どもを雇い始める。労働時間はしばしば毎日 14 ないし 16 時間（食事のための休憩時間を除く）つづく。工場主は，監督が子どもをなぐったり，虐待するのを許しているばかりか，しばしば自分でも手をくだしている」と（エンゲルス 1845）。

　このような状況を受けて，イギリスは工場法によって，9 歳未満の子どもを織物工場での雇用を禁止し，9 歳以上 18 歳未満の子どもの労働時間を制限した。

　アメリカでは 1908 年，全米児童労働者委員会はハインに子どもの不法労働をなくすキャンペーンのための専属カメラマンに要請し，発表された「小さな労働者」（フリードマン 1996）の写真は社会に衝撃

を与えた。

　わが国もヨーロッパと同様に子殺し・子捨ての時代があり，江戸幕府は堕胎や嬰児殺しを禁止した。しかし，明治から昭和初期に至るまでも嬰児殺しは続いていたという（柳田 1989）。飢饉などで困窮を極めた家では「親子両方が助からんため」に 7 歳頃に子どもを売買した記録があり，経済状況は社会や子育てに大きな影響を及ぼしていた（沢山 2008，斎藤 2003）。

　わが国では 1911 年に工場法が制定され，12 歳未満の児童労働を禁止し，15 歳未満の者及び女子の就業時間を規制した。しかし，1925 年，細井和喜蔵は「女工哀史」で紡績工場で働く女性の過酷な労働状況を報告し，改善はほど遠いものであった。

　エレン・ケイ（1900）は，20 世紀を「児童の世紀」と位置づけ，子どもが子どもらしく生きられることを希望した。しかし，20 世紀は世界的な戦争と教育の肥大化の時代であった。

　庶民への教育が出現し始めたのはルネッサンス時代である。学校制度は上から下へと発達した。世界最古の大学は 11 世紀にイタリアで設立されて，次に法律や神学・医学などの専門学校が続き，初等教育・幼稚園は 18 〜 19 世紀に設立された（デューイ 1968，山住 1987，石村ら 2017）。

　わが国では，江戸時代においては家の存続は重大であり，父親が子育てや教育に関わった（太田 1994，中江 2003）。各階層に応じて家庭や藩校，寺子屋で必要な教育が行われ，明治 5 年（1872 年）に学制が発布されて寺子屋や藩校を継承した学校制度が整備された。

　第二次世界大戦後，民主化と経済成長で社会や生活は変貌し，子どもは生産の場から遠ざけられ，消費のターゲットになり物質的に豊かになった。しかし，経済の発展とともに日本の子どもは成長に必要な“3 つの間 ”を失った。すなわち，自由を満喫する時間，空間，仲間を失った。

　少子高齢化・情報化・個人化が進行し，個室群（黒沢 1997），個（孤）

食（風見 2015），個人用のテレビ・電話・車・ゲームは個人生活の豊かさを幻想させるが，個人主義とコミュニケーション不在を加速させている。

本田（2000）は「20世紀は，子ども専用の“囲い地”の量産された時代であった。先進国と呼ばれる国々の大方が学校制度を発足させ，工業化社会への転換によって，一定の水準に達した労働者が大量に必要とされたこと，印刷技術の進歩に伴い，文字がメディアの中心に迫り出してきたために，大衆層でも識字能力が必要とされたこと，などの諸要因によって，均質の知識保持者群を効率的に作り出せる“学校装置”が重要になった。・・・結果として，子どもの不登校は，あたかも義務違反の罪悪であるかに見なされて，親子両者を苦しめているのが現状である。・・・20世紀後半は，この“学校装置”を，際限もなく拡張し肥大化させた時代でもある。・・・「学校」という装置が，かつての子どもたちが，学校以外の場で発揮してきた自らなる「成長力」と，家庭や地域社会のなかで大人たちがこれも無意図的に行使していた「育児力」が，急速に衰退していった。

現在，特に初等・中等教育は社会や家庭の変容による影響を受け，教師の負担や生徒の問題行動が増えて過渡期にあります」と述べた。

イリイチは「学校化」されると，「受身的になり制度に依存するようになり，個人や社会が自分でやりぬく能力を伸ばされなくなってきて，教育だけでなく社会全体の脱学校化が必要」と述べた（イリイチ1977）。

今日，情報化やグローバル化が加速度的に進展しているが，2013年にはオックスフォード大学の研究者が10年後に「消える職業」「なくなる仕事」を発表し世界中で話題となった。

2020年には学習指導要領の改訂や，センター試験は廃止され共通テストへと変わる。人工知能によって子どもたちが就く職業やどういった人生を歩むのかが予測不能であることも問題視されている。そこ

で，社会の変容に対応すべく，予測できない変化に主体的に向き合って，自分の力で人生を切り拓いていくためには，知識の量だけではなく，自ら問題を発見し，答えや新しい価値を生み出す力が重要になってきた。

自分で問題を見出し解決する力は，乳幼児期から初等教育期にかけて，おおらかで豊かなコミュニケーション体験が原動力になると考える。

日本経済は年々厳しくなり，子ども7人に一人が相対的貧困で，大学生の奨学金受給率は51.3%，生活苦からアルバイトをする学生は35%という現状である（平成26年度学生生活調査）。国は給付型の奨学金や，幼児教育・保育の無償化を検討している。

時代は進んでも子育ての様相は根本的に社会経済に左右される。

21世紀の今日，開発途上国では先進国がたどった「学校化」に力を入れ，生産性は向上して経済的に豊かになりつつある。しかし，長期的には日本や先進国がたどった道を歩んでいるといえる。

世界中を見渡せば今日においても，栄養失調による死亡，児童虐待，ストリートチルドレン，児童労働，戦争被害，児童売春，早すぎる結婚，ドラッグなど厳しい状況が続いている。

世界はグローバル化，ボーダーレス化，情報化，経済格差が進み，世界中の人知を結集し，世界的規模の連帯で子どもを守る時代となった。

2）子どもの人権：保護から権利の主体へ

人権思想は1215年イギリスのマグナ＝カルタを起源としてヨーロッパで発達し，1776年米国のバージニア宣言，1789年フランス人権宣言などを経て人権の概念は拡充した。しかし，対象は男性と大人であって，女性と子どもの権利という視点はまだなく，人権思想を前提として，子どもが大人とは違った存在であるという考え方が広まった

のは 18 世紀以降であった。

　近代は貧困，児童労働，戦争などの苦難を経て子どもの権利につい
ては，1924 年ジュネーヴ宣言（国際連盟），1951 年児童憲章（日本），
1959 年児童の権利に関する宣言（国際連合）によって，子どもの保
護と福祉を推進することを決めた。1960 年代になると，離婚による
家族の崩壊現象の増加を経験し，今まで保護の対象と見られていた子
どもを，権利の主体とする「子どもの権利に関する条約」を 1989 年
に採択し，2016 年には世界 196 カ国が締結している。内容は「生き
る権利」「育つ権利」「守られる権利」「参加する権利」に大別され全
54 条からなり，前文は次の通りである。

・・・・・・・・・・・・

この条約の締約国は，

　国際連合憲章において宣明された原則によれば，人類社会のすべて
の構成員の固有の尊厳及び平等のかつ奪い得ない権利を認めることが
世界における自由，正義及び平和の基礎を成すものであることを考慮
し，

　国際連合加盟国の国民が，国際連合憲章において，基本的人権並び
に人間の尊厳及び価値に関する信念を改めて確認し，かつ，一層大き
な自由の中で社会的進歩及び生活水準の向上を促進することを決意し
たことに留意し，

　国際連合が，世界人権宣言及び人権に関する国際規約において，す
べての人は人種，皮膚の色，性，言語，宗教，政治的意見その他の意
見，国民的若しくは社会的出身，財産，出生又は他の地位等によるい
かなる差別もなしに同宣言及び同規約に掲げるすべての権利及び自由
を享有することができることを宣明し及び合意したことを認め，

　国際連合が，世界人権宣言において，児童は特別な保護及び援助に
ついての権利を享有することができることを宣明したことを想起し，

　家族が，社会の基礎的な集団として，並びに家族のすべての構成員
特に児童の成長及び福祉のための自然な環境として，社会においてそ

13　子どもの人権　　173

の責任を十分に引き受けることができるよう必要な保護及び援助を与えられるべきであることを確信し，

児童が，その人格の完全なかつ調和のとれた発達のため，家庭環境の下で幸福，愛情及び理解のある雰囲気の中で成長すべきであることを認め，

児童が，社会において個人として生活するため十分な準備が整えられるべきであり，かつ，国際連合憲章において宣明された理想の精神並びに特に平和，尊厳，寛容，自由，平等及び連帯の精神に従って育てられるべきであることを考慮し，

児童に対して特別な保護を与えることの必要性が，1924年の児童の権利に関するジュネーヴ宣言及び1959年11月20日に国際連合総会で採択された児童の権利に関する宣言において述べられており，また，世界人権宣言，市民的及び政治的権利に関する国際規約（特に第23条及び第24条），経済的，社会的及び文化的権利に関する国際規約（特に第10条）並びに児童の福祉に関係する専門機関及び国際機関の規程及び関係文書において認められていることに留意し，

児童の権利に関する宣言において示されているとおり「児童は，身体的及び精神的に未熟であるため，その出生の前後において，適当な法的保護を含む特別な保護及び世話を必要とする。」ことに留意し，

国内の又は国際的な里親委託及び養子縁組を特に考慮した児童の保護及び福祉についての社会的及び法的な原則に関する宣言，少年司法の運用のための国際連合最低基準規則（北京規則）及び緊急事態及び武力紛争における女子及び児童の保護に関する宣言の規定を想起し，

極めて困難な条件の下で生活している児童が世界のすべての国に存在すること，また，このような児童が特別の配慮を必要としていることを認め，

児童の保護及び調和のとれた発達のために各人民の伝統及び文化的価値が有する重要性を十分に考慮し，

あらゆる国特に開発途上国における児童の生活条件を改善するため

に国際協力が重要であることを認めて，

　次のとおり協定した。（本文省略）。

・・・・・・・・・・・

　以上から，子どもが子ども時代を謳歌できるようになったのは，100年にも満たないといえる。

　子どもは人格の完全で調和のある発達のためには，出生前から愛と理解が必要であり，可能なかぎり親の保護と責任のもとで一貫性のある常に愛と安全に満ちたよい環境の中で育てられることが大事である。特に無力な乳幼児は親の世話を要するが，親は子どもを自分の付属物ではなく，一人の人間として尊重しなければならない。乳幼児の世話は人手と時間を要し，母親一人では困難である。そのためには，乳幼児を世話する親や家庭への社会的支援が必要である。

第 5 章

結 論

　子育てとは，子どもの脳を育てること，すなわち「こころ，人格」を育てることだと言える。特に乳幼児期は，人間としての基本を獲得する時期で，この時期に心身へのストレスがあると，脳の機能にも影響が及び，子どもの正常な発達が損なわれてしまう。

　子どもの脳を健やかに育てるには，子どもの要求に母親や養育者がやさしく適切に対応することである。これらのことは簡単なようだが，母親の疲労，多忙，孤独・孤立，夫の非協力，病気・失業中などの時は難しい。

　その結果，「子どもをかわいく思えない」「子どもが憎らしい」など，子どもへの否定感が高まったり，ひいては，母親がうつ病を発症する。

　本来，子どもはかわいく大人の心を癒すものだ。わが国の子ども虐待相談件数は，年々増加している。普通の母親が「自分は子どもを虐待をしているのではないか」と心配する状況は，母親だけの問題ではない。

　2018 年 2 月，東京の Y ちゃん（当時 5 歳），2019 年 1 月，千葉の M ちゃん（当時 10 歳）が父親からの虐待を受けて亡くなるという，あまりにも痛ましい事件があった。

　2019 年 2 月，国会や都議会は虐待増加とその悲惨さのため，子ども虐待防止について検討を始めた。虐待は個人や家族の問題ではなく，未来ある子どものために，社会全体の問題として考えなければならない。

イギリスやフランスでは「子どもを育てるのは楽しい」親は70％を超えるが，わが国では20.6％で，子育てに楽しさを見出していない。これは，子育てが母親にだけしわよせられているからである。

　ノーベル経済学賞の受賞者であるシカゴ大学のジェームズ・ヘックマン氏は，ライフサイクルのどの時期に公的資金を使うと費用対効果が高いかをリサーチした。その結果，0～3歳児の乳幼児期に精神的ケアを行ったり，育児放棄に陥りやすい家庭に対して育児支援・早期教育を行ったほうが，成人して，重篤な症状が現れてから対処するよりも費用対効果が高いという研究結果を発表した（友田2018）。

　ハワイ州やオレゴン州では「ヘルシースタート」として，早期の育児支援対策を行い，実施されていない郡と比較して，虐待・放置問題が半減したことが実証された。わが国でも「ヘルシースタート」を実践している自治体が増えているが，十分とはいえない。

　筆者は，産後直後の母親の疲労や子育ての負担感が減少し，親が子育てを楽しいと思える「ハッピースタート」が必要で効果的と考える。

ハッピースタートのために

全期間：経済の安定を図る。

妊娠中：夫婦・家族で育児方針を話し合う。穏やかに過ごす。

　　　　勤労妊婦―軽労作への配置転換，時短，夜勤を免除する。

　　　　無職経妊婦―未就園児を妊娠末期から保育園で午前の保育を認める。

入院中：母児同室で母乳栄養の確立に務める。出生連絡票を入院中に投函して，退院後1週目に新生児訪問を受ける。

退院～4ヵ月：父親・家族は母親の疲労の軽減につとめる。自治体はチケット制で家事援助者やベビーシッターを派遣する。労働基準法の産後休暇を現行の8週間から16週間に改正する。

産後6ヵ月～：母親に定期的に一人になる時間を保証する。

　　　　有職母親は育児休業は最低6ヵ月間は取得するように務める。

産後1年～：孤立を避ける。無職母親には，徒歩圏内の幼稚園・保育園で午前の母子参加の保育を行う。有職母親には，子どもが3歳頃までは勤務時間の短縮や夜勤を免除する。

引用および参考文献

第 1 章

赤井クリ子 , 山川正信（2014）「女子大生における身体活動量と生活習慣及び健康　度の関連」園田学女子大学論文集．第 48 号：1-11．

アリエス .F（1980）「＜子供＞の誕生」みすず書房，1980．

石川知福（1923）「昼夜交代作業の身体機能に及ぼす影響」労働科学研究 1．40-102．

井出紀子（2006）「児の年齢別に見た母親の子どもに対する衝動的行動」第 37 回母性看護．24-26．日本看護協会．

伊藤セツ，天野寛子，森ます美，他（1984）「生活時間」光生館．

伊藤セツ，天野寛子（1989）「生活時間と生活様式」光生館．

伊藤規子，別府哲，宮本正一（1998）「子どもの誕生による夫婦関係の変化に関する研究岐阜大学教育学部研究報告．第 47 巻第 1 号．207-214．

井上昌次郎（1989）「脳と睡眠」共立出版．48-59．

井上正康，倉恒弘彦，渡辺恭良（2001）「疲労の科学―眠らない現代社会への警鐘―」講談社．11-17．

乾つぶら，島田美恵子，早瀬麻子，他（2008）「妊娠末期から産後 4 ヵ月の母親の睡眠覚リズムの変化」日本助産学会誌　第 22 巻第 2 号．189-197．

イリイチ .I（1990）「シャドウワーク」岩波書店，

上畑鉄之丞（2007）「過労死サバイバル」中央法規．

上畑鉄之丞編（2010）「疲労の医学．谷畑健生・箕輪眞澄．疲労のメカニズム」日本評論社．191-198．

内山真編（2002）「睡眠障害の対応と治療ガイドライン」株式会社じほう．16-31．

NHK 放送文化研究所（2016）「NHK 国民生活時間調査 2015 年」

NHK 生活情報ブログ（2015）「産後 2 週目がカギ　母親の心のケアを」http://www.nhk.or.jp/seikatsu-blog/200/22511.html．2015 年 7 月 11 日

江守陽子 , 茅島江子 , 前原澄子，他（1987）「分娩後の婦人の疲労感について―自覚症状の分析―」母性衛生．第 28 巻第 2 号．198-210．

江守陽子（1998）「疲労度から保健指導を考える」ペリネイタルケア第 14 巻．122-133．

大河原一憲，笹井浩行（2015）「ICT を用いた運動・身体活動の測定方法と健康増進への活用」情報処理．第 56 巻第 2 号．152-158．

大島秀武，北村裕美，関和俊（2015）「マスク時間が異なる加速度センサ方式の歩数計の評価」健康支援．第 17 巻第 2 号．15-22．

岡野貞治（1991）「Maternity Blues と産後うつ病の比較文化研究」精神医学．第 33 巻第 10 号．1051-1058．

岡野禎治（2009）「産後うつ病と育児支援」精神経誌．第 111 巻第 4 号．432-439．

小木和孝（1975）「各種疲労の共通問題」労働の科学．第 30 巻第 2 号．

小木和孝（1994）「現代人と疲労」紀伊国屋書店．38-239．

大島正光（1979）「第二版疲労の研究」同文書院．59-76．246-248．

大熊輝雄（1977）「睡眠の臨床」医学書院．

大熊輝雄（2001）「やさしい睡眠障害の自己管理」医薬ジャーナル．6．22-23．33．
大熊輝雄，宮本忠雄編（1998）「睡眠の正常と異常．井上昌次郎．眠りは本当に必要か」日本評論社．4-13
太田素子（1994）「江戸の親子　父親が子どもを育てた時代」中央公論社．
落合恵美子（2016）「第 3 版 21 世紀家族へ　家族の戦後体制の見かた・超え方」有斐閣．
斧出節子（2003）「男性の家庭志向と仕事志向―家庭志向の意味するもの」「育児をめぐるジェンダー関係とネットワークに関する実証研究」平成 13-14 年度科学研究費補助金研究成果報告書．38-34．
大日向雅美（1999）「子育てと出会うとき」日本放送出版協会．84-140．
大日向雅美（2007）「子どもを愛せなくなる母親の心がわかる本」講談社．
大日向雅美（2013）「みんなママのせい？子育てが苦しくなったら読む本」静山社．
オークレー．A（1986）「主婦の誕生」三省堂．
オールコック．R（1962）「大君の都－幕末日本滞在記－上」201．岩波文庫．
恩賜財団母子愛育会編（1975）「日本産育習俗資料集成」第一法規出版株式会社．
梶本修身（2016）「すべての疲労は脳が原因」集英社．9-24．
加藤曜子（2003）厚生労働省「厚生労働白書」平成 16 年版．ぎょうせい．116-117．
金岡緑，藤田大輔（2002）「乳幼児をもつ母親の特性的自己効力感及びソーシャルサポートと育児に対する否定的感情の関連性」厚生の指標．第 49 巻第 6 号．22-30．
金森トシエ（1986）「専業主婦の消える日」有斐閣．
鎌田久子，宮里和子，菅沼ひろ子，他（1989）「日本人の子産み・子育て」勁草書房．
Carpentier J. & Cazamian P.（1977）「Night Work,．ILO．Geneve．171．
木村涼子（2010）「＜主婦＞の誕生．婦人雑誌と女性たちの近代」吉川弘文館．
Kleitman, N.（1963）「Sleep and wakefulness」The University of Chicago Press: Chicago．137．367．
久徳重盛（1984）「病める現代と育児崩壊」中央法規．
厚生労働省（2017）「平成 27 年国民健康・栄養調査報告書」2017 年 3 月 22 日公表．政府統計の総合窓口（e-Stat）（http://www.e-stat.go.jp/）
厚生労働省（2016）「日本人の食事摂取基準（2015 年版）策定検討会」の報告書．「厚生労働省ホームページ」（http://www.mhlw.go.jp/）
厚生労働省（2014）「精神・神経疾患研究委託費　睡眠障害の診断・治療ガイドライン作成とその実証的研究班」
厚生労働統計協会編（2018）「国民衛生の動向 2018 ／ 2019」
神山潤（2008）「総合診療医のための「子どもの眠り」の基礎知識」新興医学出版社．31．
神山潤（2015）「睡眠の生理と臨床改訂版 3 版」診断と治療社．
斎藤研一（2003）「子どもの中性史」吉川弘文館．
齋藤一（1979）「交替制勤務のジレンマ」佐々木隆，千葉義彦編．時間生物学．220-238．
佐久本寿代，久永幸生（1977）「妊娠・分娩における体力の変化に関する検討」母性衛生．第 17 巻第 4 号．90-92．
佐久本寿代，久永幸生（1978）「妊娠分娩と体力に関する研究（第 3 報）」母性衛生．第 19 巻第 2 号．87-89．
櫻井武（2017）「睡眠の科学」講談社．
櫻井武（2018）「「こころ」はいかにして生まれるのか」講談社．

佐々木隆，千葉喜彦（1978）「時間生物学」朝倉書店．157．

佐々木保行，佐々木宏子，中村悦子（1979）「乳幼児をもつ専業主婦の育児疲労（第1報）－生活心理学的アプローチ－」宇都宮大学教育学部紀要．29（1）．21-40．

佐々木保行，佐々木宏子（1980）「乳幼児をもつ専業主婦の育児疲労（第2報）－生活心理学的アプローチ－」宇都宮大学教育学部紀要．30（1）．11-25．

佐々木保行，高野陽，大日向雅美他（1982）「育児ノイローゼ」初版．有斐閣．

沢山美果子（2008）「江戸の捨て子たち」吉川弘文館．

沢山美果子（2013）「近代家族と子育て」吉川弘文館．

沢山美果子（2017）「江戸の乳と子ども」吉川弘文館．

島田美恵子，瀬川昌也，日暮眞他（1999）「最近の乳児の睡眠時間の月齢変化と睡眠覚醒リズムの発達」小児保健研究．第58巻第5号．592-598．

新小田晴美，松本一弥，三島みどり（2001）「妊産婦の睡眠・覚醒行動の変化－妊娠末期から産後15週までの初産婦と経産婦の比較」日本看護科学学会誌．第21巻第2号．1-11．

菅野幸恵，岡本依子（2000）「子どもに対する母親の否定的感情と母親になるプロセス」家庭教育研究所紀要．第22巻．66-74．

菅原まさ（1967）「妊婦・授乳婦の労働と疲労に関する研究（第2報）－事務作業をする妊婦・授乳婦の疲労現象－」労働科学．第43巻第2号．102-110．

瀬川昌也（1987）「睡眠機構とその発達」小児医学．第20巻．828-853．

高江幸恵（2012）「子育てのリアリティ「子どもがかわいく思えない」そして，その後」子どもの未来社．

田中真由美，倉岡千恵（2003）「乳幼児を抱える専業主婦の疲労度に関する研究－ストレス・育児行動・ソーシャルサポートに焦点をあてて－」母性衛生，第44巻第2号．281-288．

谷口優（2015）「握力や歩く速さが認知症リスクに関係」日医老学．第52巻．269－277．

筒井淳也（2016）「結婚と家族のこれから」光文社．

テツナー .L（1995）「黒い兄弟」福武書院．

デューイ .J（1998）「学校と社会・子どもとカリキュラム」講談社．

鳥居鎮夫編（1984）「睡眠の科学．朝倉書店」23-27．46-47．136-137．191．

東京都立大学体力標準値研究会（2000）「新・日本人の体力標準値」不昧堂出版

ダン J.，村井理子訳（2017）「子どもが生まれても夫を憎まずにすむ方法」太田出版．

内閣府経済社会総合研究所国民経済計算部，地域特定勘定課（2013）「家事労働の評価について－2011年データによる再推計」平成25年6月．第一次産業から第二次産業への社会経済的変化は，家庭から．

中江和恵（2003）「江戸の子育て」文芸春秋社．

永瀬つや子，村木敏明，小松美穂子他（2005）「産褥女性の日常身体活動量と不安・疲労の変化－初産婦と経産婦の比較－」南九州看護研究誌．第3巻第1号．33-42．第24巻．51-63．

中永征太郎（1985）「疲労感ならびにフリッカー値の日内変動におよぼす睡眠時間の影響について」学校保健研究．第27巻第1号．46-50．

難波寿子，松岡恵，川越厚（1997）「母親が新生児が泣く理由を判断する要因の経日的変化」母性衛生．第38巻第4号．382-388．

西海ひとみ，松田宣子（2008）「第1子育児早期における母親の心理的ストレス反応

に影響する　育児ストレッサーとソーシャルサポートに関する研究」神大院保健紀要．第24巻．51-64．

仁志田博司（2014）「赤ちゃんの心と出会う」小学館．

西出弘美．江守陽子（2011）「育児期の母親における心の健康度（Well-being）に関する検討―自己効力感とソーシャルサポートが与える影響について―」小児保健研究．第70巻　第1号．20-26．

日本産業衛生学会交替勤務委員会（1979）「夜勤交替勤務に関する意見書」56．

野口恭子，石井トク（2000）「乳幼児をもつ母親の子どもに対する衝動的感情と反応」小児保健研究．第59巻第1号．102-109．

波多野義郎（1979）「ヒトは1日何歩あるくか」体育の科学．第29巻．28-31．

Parmelee,A.H.,Jr.,et al（1964）「Infant sleep patterns: From birth to 16 weeks age」The Journal of PEDIATRICS.63.4.576-582.

バード.I（1973）「日本奥地紀行」平凡社東洋文庫．

バダンテール.E（1981）「プラス・ラブ」サンリオ．

服部律子，中嶋律子（2000）「産褥早期から産後13か月の母親の疲労に関する研究（第1報）」小児保健研究．第59巻第6号．663-668．

早瀬麻子，島田三恵子，乾つぶら，他（2008）「妊娠末期から産後の母親の生活リズムと乳児の睡眠覚醒リズムとの関連」小児保健研究．第67巻第5号．746-753．

フリードマン.R（1996）「小さい労働者―写真家ルイス・ハインの目がとらえた子どもたち」あすなろ書房．

樋口博之，綾部誠也，進藤宗洋，他（2003）「加速度センサーを内蔵した歩数計による若年者と高齢者の日常身体活動量の比較」体力科学．第52巻．111-118．

樋口美雄，岩田正美編（1999）「パネルデータからみた現代女性　結婚・出産・就業・消費・貯蓄」東洋経済新報社．

日暮眞，福岡秀興，飯田美代子（1992）「わたしの育児日記」森永乳業株式会社．68．

服藤早苗（1992）「平安朝の母と子」中央公論社．

藤沢政美（2012）「女子学生の最大酸素摂取量の現状」園田学園女子大学論文集．第46号．33-41．

フロイス.R（1970）「日本史4」小学館．85-95．

冬木春子（2008）「父親の育児ストレス」137-159．大和礼子．斧出節子．木脇奈智子編．男の育児・女の育児．昭和堂．

プラマー.K（1991）「生活記録の社会学」光生館．13-16．

ベルスキー，J．，ケリー J．（1995）「子どもをもつと夫婦に何がおこるか」草思社．

ベネッセ次世代育成研究室（2011）「第1回妊娠出産子育て基本調査」

堀内成子，近藤潤子，小山真理子，他（1990）「妊婦および褥婦の終夜睡眠―睡眠の主観的評価と睡眠ポリグラ所見―」日本看護科学会誌．第10巻第2号．8-17．

堀内成子（1994）「褥婦の睡眠パターンの経時的変化に関する研究」日本看護科学会誌．第14巻第1号．38-47．

堀内成子，江藤宏美，西原京子，他（2002）「出産後5週から12週までの母親と子どもの睡眠の推移」聖路加看護大学紀要．第26巻．18-27．

本多裕（1974）「産褥期に発生する精神障害」臨床精神医学．第3巻第2号．

前原邦江，森恵美，岩田裕子，他（2016）「初産婦の産後1か月における母親満足感

に関連する要因」千葉大学大学院看護学研究科紀要．第 38 号．21-29．

牧野カツコ（1982）「乳幼児をもつ母親の生活と＜育児不安＞」家庭教育研究所紀要．第 3 巻．34-58．

真下道子（1990）「出産・育児における近世」女性史総合研究会編．日本女性生活史第 3 巻近世．東京大学出版会．

松本淳治（1976）「眠りと夢を科学する」講談社．32-60．

三池輝久（2014）「子どもの夜ふかし　脳への脅威」集英社．19-20．

宮沢康人（1979）「近代社会の子ども観」太田堯．岡本夏木．坂本忠芳．他編．岩波講座子どもの発達と教育 2．子ども観と発達思想の展開．岩波書店．

村瀬訓生，勝村俊仁，上田千穂子，他（2002）「身体活動量の国際標準化―IPAQ 日本語版の信頼性，妥当性の評価―」厚生の指標．第 49 巻第 11 号．1-9．

モース .E.S.　石川欽一訳（1970）「日本その日その日 1」平凡社．3-40．

森岡孝二（2013）「過労死は何を告発しているか」岩波書店．

森下清美，望月嵩（1997）「新しい家族社会学」培風館．

柳井玲子，増田利隆，喜多河佐知子，他（2006）「若年男女における食事量の過小・過大評価と身体，心理的要因および生活習慣との関係」川崎医療福祉学会誌，16 巻第 1 号．109-119．

柳田国男（1989）「故郷七十年」神戸新聞総合出版センター．39．

山住正巳（1987）「日本教育小史－近・現代－」岩波書店．

山村智恵子，久永幸生，佐久本寿代, 他（1980）「産褥期における疲労について」母性衛生．第 20 巻第 4 号．13-17．

横山浩司（1986）「子育ての社会史」勁草書房．

吉川陽子，石村由利子，前原澄子（1980）「分娩による疲労についての検討」母性衛生．第 20 巻第 4 号．32-39．

吉田弘道（2012）「育児不安研究の現状と課題」専修人間科学論集．第 2 巻第 1 号．1-8．

吉竹博（1973）「産業疲労－自覚症状からのアプローチ－」労働科学研究所．15．22．37-62．118-165．

吉竹博（1983）「日本人の生活と疲労」労働科学研究所．

Lee K.A., Zaffeke M.E.& Mcenany G（2000）「Parity and sleep patterns during and Afterpregnancy」Obstetrics & Gynecology．95．14-18．

Roffwarg, H.P.,et al（1966）「Ontogenetic development of the human sleep: Dream cycle」Sience．152:604．

Rutenfranz,J.et al（1976）「Hours of works and shiftworks」Proceeding of 6th Congress of the International Ergonomics Associations.45-49,USA.（佐々木隆，千葉喜彦．時間生物学．朝倉書店）

脇田晴子，林玲子．永原和子（1987）「日本女性史」吉川弘文館．

Waters M.A,. & Lee K.A.（1996）「Differences between primigravidae and multigravidae mothers in sleep disturbances,fatigue,and functional status」J. Nurse Midwifery．41．364-367．

渡邉平太夫，渡邉勝之助（1839 ～ 1848）「桑名柏崎日記」

渡辺恭良，水野敬（2018）「疲労と回復」日刊工業新聞社．

渡辺玲子 , 敦見節子，浜川清恵，他（1980）「分娩・産褥疲労についての一考察」母性衛生．第 21 巻第 2 号．107-110．

第 2 章

飯田美代子（1986）「母親の疲労」助産婦．第 40 巻第 6 号．45-48．

飯田美代子，森田せつ子（1996）「事例分析からみた母親の体力の推移」愛知母性衛生学会誌．第 14 号．104-107．

飯田美代子，森田せつ子（1997）「疲労自覚症状とフリッカー値の推移からみた母親の疲労」愛知母性衛生学会誌．第 15 号．63-67．

飯田美代子，南部真紀，今井理沙，他（2005）「出産後 2 年間の母親の身体活動と自覚疲労および感情の変化」母性衛生．第 46 巻第 1 号．87-99．

大石恵美子，国分真佐代，飯田美代子，他（2003）「女子短大生の身体活動と疲労自覚症状について」愛知母性衛生学会誌．第 21 号．67-71．

大石恵美子，国分真佐代，飯田美代子（2004）「勤労女性の身体活動と自覚疲労」愛知母性衛生学会誌．第 22 号．15-19．

大石恵美子，国分真佐代，飯田美代子（2004）「勤労女性の自覚疲労と身体活動」聖隷クリストファー大学短期大学部紀要．第 27 号．1-6．

岡山久代，飯田美代子，玉里八重子（2004）「産褥早期の身体活動・休息と主観的疲労感の関係 - 入院形態及び授乳形態による比較 -」日本看護医療学会雑誌．第 6 巻第 1 号．5-14．

國分真佐代，飯田美代子，今井理沙，他（2004）「出産後 6 ヵ月までの母親の身体活動と自覚疲労の推移」母性衛生．第 42 巻第 2 号．260-268．

國分真佐代，久保恭子，飯田美代子，他（2008）「3 〜 8 ヵ月の子どもを育てている母親の希望ベスト 3」日本ウーマンズヘルス学会．第 7 巻．115-120．

総務省（2018）「社会生活基本調査」
http://www.stat.go.jp/data/shakai/2016/kekka.htm

西谷理沙，南部真紀，飯田美代子（2006）「第 1 子および第 2 子出産後 1 年間の 1 母親の身体活動量と自覚疲労の比較」群馬県立県民健康科学大学紀要．第 1 巻．97-104．

藤田麻美，飯田美代子，前嶋七海，他（2001）「乳児を持つ母親の児に対する憎らしい感情に関する研究」母性衛生．第 42 巻第 4 号．539-544．

吉竹博（1983）「日本人の生活と疲労」労働科学研究所．

第 3 章

秋山正子（2017）「地域の支援もっと　産後ケアの重要性」毎日新聞 2017 年 10 月 18 日．

キッツインガー .S（1991）「赤ちゃん、なぜ泣くの」メデイカ出版．101．

飯田美代子（1984）「育児記録のすすめ」助産婦雑誌．第 38 巻第 8 号．84-90．

飯田美代子（2008）「産褥早期における日記の有用性」小児保健研究．第 67 巻第 4 号．583-594．

橘木俊詔（2010）「無縁社会の正体」PHP 研究所．

島薗進（2012）「無縁社会から有縁社会へ」水曜社．

高橋睦子（2015）「ネウボラ　フィンランドの出産・子育て支援」かもがわ出版．

中山徹，杉山隆一編（2013）「子ども・子育て支援新制度」自治体研究社．

仁志田博司（2018）「新生児学入門」医学書院．

野口恭子，石井トク（2000）「乳幼児をもつ母親の子どもに対する衝動的感情と反応」小児保健研究．第 59 巻第 1 号．102-109．

藤田結子（2017）「ワンオペ育児」朝日新聞出版．

平田修三（2013）「日本発達心理学会編」発達心理学事典．60-61．

母子衛生研究会（2017）「母子保健の主なる統計」母子保健事業団．

ブラゼルトン .T.B，前川喜平監訳（1989）「Dr ブラゼルトンの子どもの心がきこえますか」医歯薬出版．

モベリ .U（2008）「オキシトシン」晶文社．

第 4 章

甘利俊一監修（2008）「脳の発生と発達」東京大学出版会．

荒井良（1978）「胎児の環境としての母体」岩波書店．

アリエス .F（1980）「＜子供＞の誕生」みすず書房．1980．

乾敏郎（2015）「脳科学からみる子どもの心の育ち」ミネルヴァ書房．

池谷裕二（2015）「脳と心のしくみ」新星出版社．2015．

石村卓也，伊藤朋子（2017）「教育の見方・考え方」晃洋書房．

井原茂男（1996）「ぬいぐるみの心理学－子どもの発達と臨床心理学への招待」日本小児医学医事出版社，

井原成男（2009）「ウィニコットと移行対象の発達心理学」福村出版，

イリイチ .I（1990）「シャドウワーク」岩波書店，

イリイチ .I（1977）「脱学校の社会」東京創元社，

ウィ二コット .D.W（1985）「赤ちゃんはなぜなくの」星和書店．

ウィ二コット .D.W（1993）「赤ん坊と母親」岩崎学術出版社．

エリオット .R（2017）「赤ちゃんの脳と心で何が起こっているの？」楽工社．

エレン . ケイ（1979）「児童の世紀」富山房．

エンゲルス .F（2005）「イギリスにおける労働者階級の状態上」新日本出版社，（原書 1845）．

大島清（1983）「胎児からの子育て」築地書館．

小川鼎三，緒方富雄編集顧問（1987）「ヒポクラテス全集第二巻」エンタプライズ株式会社．

太田素子（1994）「江戸の親子」中央公論社．

落合恵美子（2016）「21 世紀家族へ　家族の戦後体制の見かた・超え方」有斐閣．

大日向雅美（2002）「母性愛神話とのたたかい」草土文化．

大日向雅美（2007）「子どもを愛せなく母親の心がわかる本」講談社．

ウォ－ル .S，アーデン .H（1997）「ネイティブアメリカン叡智の守りびと」築地書館．

風見公子（2015）「栄養学から考える孤食と共食」心身健康科学．第 12 巻第 1 号．24-28．

柏木恵子（1992）「子どもの「自己」の発達」東京大学出版会．

柏木恵子（2011）「父親になる、父親をする」岩波書店．

黒沢隆（1997）「個室群住居」住まいの図書館出版局．

久徳重盛（1984）「病める現代と育児崩壊」中央法規．

久保田競（1984）「脳の発達と子どものからだ」築地書館株式会社，

久保田競（2009）「天才脳をつくる 0 歳児教育」大和書房．

小西行郎（2003）「赤ちゃんと脳科学」集英社.

斎藤研一（2003）「子どもの中性史」吉川弘文館.

沢山美果子（2008）「江戸の捨て子たち」吉川弘文館.

沢山美果子（2017）「江戸の乳と子ども」吉川弘文館.

澁井展子（2017）「乳児期の親と子の絆をめぐって」彩流社.

周産期医学（2015）「特集早産児と母乳」第45巻第4号.東京医学社.

田島信元,岩立志津夫,長崎勤（2016）「新・発達心理学ハンドブック」福村出版.

デイビス.P.K（2003）「パワー・オブ・タッチ」メデイカ出版.

テツナー.L（1995）「黒い兄弟」福武書院.

デューイ.J（1968）「学校と社会・子どもとカリキュラム」講談社.

戸川幸夫（1986）「ヒトはなぜ子育てが下手か」講談社.

友田明美（2011）「いやされない傷　児童虐待と傷ついていく脳」診断と治療社.

友田明美（2017）「子どもの脳を傷つける大人たち」NHK出版新書.

友田明美,藤原玲子（2018）「虐待が脳を変える-脳科学者からのメッセージ-」新曜社.

中井孝章,堀本舞以（2016）「ぬいぐるみ遊び研究の分水嶺―自我発達と精神病理―」
　　　　大阪公立大学共同出版会.2016.

中江和恵（2003）「江戸の子育て」文藝春秋.

中川志郎（1978）「動物子育て物語」佼成出版社.

中川志郎（1990）「中川志郎の子育て論　動物にみる子育てのヒント」エイデル研究所.

仁志田博司（2014）「赤ちゃんの心と出会う」小学館.

日本産婦人科医会（2017）「妊産婦メンタルヘルスケアマニュアル」

ハーロー.H.F.,浜田寿美男訳（1978）「愛のなりたち」ミネルヴァ書房.1978.

畠山富而（1981）「実験育児学－Human biologyの立場から育児学の理論と実践をめ
　　　　ざして―」メディサイエンス社.

バダンテール.E（1981）「プラス・ラブ」サンリオ.

Huttenlocher.P.R,et al（1982）「Synaptogenesis in Human Visual Cortex-Evidence
　　　　for Synapse Elimination During Normal Development」Neuroscience
　　　　Letters 33,247-252,

Huttenlocher.P.R,et al（1997）「Regional Differences in Synaptogenesis in Human
Cerebral Cortex」Journal of Comparative Neurology 387.167-178,

フィールズ.R,ダクラス（2018）「もうひとつの脳」講談社.439.

二木武,川井尚,帆足英一,庄司純一（1995）「新版小児の発達栄養行動」医歯薬出版社.

プラマー.K（1991）「生活記録の社会学」光生館.13-16.

フリードマン.R（1996）「小さい労働者―写真家ルイス・ハインの目がとらえた子ど
　　　　もたち」あすなろ書房.

フロイス.R（1970）「日本史4」小学館.85-95.

平井信義,帆足英一,千羽喜代子,他（1995）「思いやりを育む保育」新曜社.

ヘネシー澄子（2004）「子を愛せない母　母を拒否する子」学習研究社.

ヘネシー澄子（2006）「気になる子,理解できる　ケアできる,－脳から見た「子ど
　　　　もとトラウマ」学習研究社.

Penfield.W, Rasmussen.T(1950)「The Cerebral Cortex of Man」The Macmillan co.

ボウルビイ.J（1951）「母子関係の理論」岩崎学術出版社.

ポルトマン.A,高木正孝訳（1961）「人間はどこまで動物か」岩波書店.

本田和子（2000）「子ども100年のエポック「児童の世紀」から「子どもの権利条約」

まで」フレーベル館.

前田哲司（1987）「赤ちゃんと母親の絆」日経サイエンス，54.

正高信男（1995）「ヒトはなぜ子育てに悩むのか」講談社.

松島俊也（2012）「動物に心はあるだろうか？　初めての動物学」朝日学生新聞社.

マーラー M. S.（1981）「乳幼児の心理的誕生－母子共生と個体化」黎明書房.

宮沢康人（1979）「近代社会の子ども観」太田堯．岡本夏木．坂本忠芳．他編．岩波講座子どもの発達と教育2．子ども観と発達思想の展開．岩波書店.

水谷仁（2014）「ニュートン別冊　赤ちゃん学」株式会社ニュートンプレス.

ミルン .A. A，石井桃子訳（1940）「クマのプーさん」岩波書店．（初版 1926 年）.

モベリ .U（2008）「オキシトシン」晶文社.

モリス .D（1979）「裸のサル」角川文庫.

モリス .D（1995）「赤ちゃんはなぜかわいい？」河出書房新社.

モンタギュー（1977）「タッチング－親と子のふれあい」平凡社.

安川美杉（2007）「赤ちゃん　成長の不思議な道のり」NHK 出版.

山内逸郎（1986）「新生児」岩波書店.

山住正己（1987）「日本教育小史－近・現代－」岩波新書.

横山浩司（1986）「子育ての社会史」勁草書房.

レスタック .R.M，河内十郎，高城薫訳（1989）「乳児の脳とこころ」新曜社,

ヤング .J.Z.，武見太郎監訳（1979）「比較人間論」廣川書店．117.

柳田国男（1989）「故郷七十年」神戸新聞総合出版センター．39.

リンデン .D.J（2016）「触れることの科学」河出書房新社.

ローレンツ .K（1998）「ソロモンの指輪－動物行動学入門－」早川書房,

脇田晴子（1985）「母性を問う－歴史的変遷」人文書院.

渡辺久子（2006）「脳とこころのしくみ」ニュートンムック，株式会社ニュートンプレス．60

おわりに

　本書は，調査に快くご協力頂きましたお母様方，対照群の皆様，共同研究者の助けによるもので，心から感謝申し上げます。
フリッカー測定器をご提供頂きましたアメジスト大衛株式会社，体力測定にご協力頂きました東京大学教育学部宮下充正教授（1992年当時）研究室，アンケート調査にご協力頂きました森永乳業株式会社栄養食品部に厚く御礼申し上げます。
　この度，本の出版にご協力を頂きました東洋出版株式会社編集部の鈴木浩子様に厚く御礼申し上げます。

著者略歴

飯田美代子（看護師，助産師）

専門：看護学，助産学，栄養学，児童学，母子保健学
1986 年日本女子大学大学院家政学研究科修士課程児童学専攻終了
1986 年〜1992 年東京大学医学部保健学科母子保健学教室研究生
2003 年北里大学大学院看護学研究科博士後期課程単位取得満期退学
1997 年名古屋大学医学部保健学科准教授
2005 年群馬県県立民健康科学大学看護学部教授
2013 年和歌山県立医科大学保健看護学部教授退職
現在無職

産後疲労──データでわかる過酷な産後

| 発行日 | 2019 年 5 月 30 日　第 1 刷発行 |
| | 2020 年 11 月 6 日　第 2 刷発行 |

| 著　者 | 飯田美代子（いいだ・みよこ） |

発行者	田辺修三
発行所	東洋出版株式会社
	〒112-0014　東京都文京区関口 1-23-6+
	電話　03-5261-1004（代）
	振替　00110-2-175030
	http://www.toyo-shuppan.com

印刷・製本　日本ハイコム株式会社

許可なく複製転載すること、または部分的にもコピーすることを禁じます。
乱丁・落丁の場合は、ご面倒ですが、小社までご送付下さい。
送料小社負担にてお取り替えいたします。

© Miyoko Iida 2019, Printed in Japan
ISBN 978-4-8096-7940-7
定価はカバーに表示してあります